60歳うつ

秋田 巖
Akita Iwao

PHP新書

はじめに

１００歳以上の高齢者人口が9万人を超え、人生１００年時代の働き方や生き方が模索されるようになりました。人生が１００年続くとなった時、どのような心構えで、働き方や生き方を変化させていけばよいのでしょうか。

かつての60歳と比較すると、見た目も体力も若々しい今の60歳。社会的にも現役世代と同等の活動をしている人は多いでしょう。還暦という人生の節目も、長寿を祝い労うというより、「第二の人生のスタートを考える」という節目に変化しています。

とはいえ、意味合いが変化したとしても、60歳が人生のターニングポイントであることは今も昔も変わりがありません。いやむしろ、今の人が60歳前後で迎える人生の過渡期は、かつての60歳よりも重要な意味を持つ、と私は考えています。

なぜなら、私自身が還暦を迎える直前に「分子栄養学」に出合い、その後の人生を大きく変化させてきた一人だからです。

それまでは精神科医としての経験を重ね、河合隼雄先生の薫陶を受けたあと、スイスに渡りチューリッヒ・ユング研究所に留学。帰国後は京都文教大学臨床心理学科で臨床・研究に携わってきました。

しかし、分子栄養学という〝衝撃〟を受けてからは、大学を早期退職し、61歳でそれまでの人生の選択肢にはなかった開業医を選びました。現在は、滋賀県大津市の「メンタルクリニック オータム」で患者さんの診療にあたっています。

＊

1960年代は、人生70年時代でした。60歳はまさに長寿のお祝いであり、あとの10年はご隠居さんとしての余生です。その後も寿命は延び、人生80年時代となりましたが、余生は20年。趣味や手習い、地域ボランティアデビューでやり過ごす期間でしょうか。

しかしながら、人生100年時代となれば、60歳以降の40年は、余生というには長すぎます。再雇用で働くなど、定年退職後も無職というわけにはいかない。これからの40年をどう生きるかという、大きな課題が浮かび上がります。

「今のままでは通用しない」「もっと何かできたはずなのに」と焦りや後悔を抱えつつ、頭も体も働きが鈍っていることを自覚しながらも、変化についていかなくてはならないのです。

加えて、かつて「中年の危機」といわれた40代からのうつ病や不安障害に、60歳になって直面するというケースもあります。寿命が長くなったことで、現役で働ける期間が長くなり、結婚や子育てなどに携わる年齢も後ろ倒しになったことで、「中年の危機」と「還暦の過渡期」とが重なりあってしまった人もいるでしょう。

そうしたなかで、本書のテーマである「60歳うつ」が起こりやすくなります。

私が医師として出会う60歳前後の患者さんは、それぞれに異なる人生を歩んでこられた方々で、悩みも症状もそれぞれ違っています。とはいえ、60歳の人が陥るうつ病には、どこか共通する要因があることがおぼろげながらも見えてきました。

それは「どう生きていけばいいのかわからない」という悩みです。

*

残念ながら世のなかには、この「60歳うつ」の時期に、自ら命を絶たれる方もいらっしゃいます。それはこの60歳という、まだ可能性はあるはずだけれども、モチベーションを維持するには先が長い、という途方もなさが影響することがあるかもしれません。

還暦というのは「十干《じっかん》十二支《じゅうにし》」が一周回って戻ってくるという意味です。それはつまり、一度死んでまた新たに生まれ直す、ということでもあります。

ですから、この年齢でのうつ症状は、いわば「生みの苦しみ」なのかもしれません。「また一からやりなさい、そして新しい自分になりなさい」という流れのなかで、自分を見つめ直すチャンスを与えられているともいえます。

＊

本書の目的は、60歳前後でだるさ、疲れ、不安、聴覚障害、家庭不和、悪夢、心のわだかまりなど、心身の不調を抱えた患者さんの症例を踏まえながら、60歳前後のうつ病を考察し、私が実践している栄養療法の成果をお伝えすることです。

栄養療法にもさまざまな流派がありますが、とりわけ、広島県の精神科医・藤川徳美先生が研究・実践され、発信されている栄養メソッドは、うつ病の治療には不可欠であると考えています。症例も踏まえて、その素晴らしさをお伝えしたいと思います。

その治療こそが分子栄養学に基づいた栄養療法です。分子栄養学とは従来の栄養学とは異なる考え方の栄養学で、欧米ではオーソモレキュラーとして知られています。適切な栄養をサプリメントや食事で摂ることで、不調を改善して本来の健康を取り戻すとして注目されています。

もちろん、私にも心理療法の専門家としての自負はあります。心理療法が力を発揮する治療の場面は今もありますし、これからもあるでしょう。

しかしながら、症例数と治癒のスピードにおいては分子栄養学には及びません。実際に多くの患者さんが治ること、苦しい症状を取り去ることにおいて、藤川先生の栄養療法ほど効果的なものはない。この栄養療法のすごさを一人でも多くの方に知っていただきたい。これが執筆の動機です。

「60歳うつ」を克服するためにも、「どう生きていいのかわからない」に向き合うためにも、元気な人が元気を維持したまま第二の人生を迎えるためにも、「栄養を満たす」ということはもっとも重要なことの一つです。このことに気づいて実践していただければ幸いです。

60歳うつ

目次

第2章 分子栄養療法と治療の実例

第3章

生活習慣と回復後の生き方

第4章　私はなぜ藤川メソッドの使い手になったのか

第5章 《対談》分子栄養療法が「60歳うつ」を救う

――藤川徳美×秋田 巌――

第1章

なぜ60歳でうつになってしまうのか

そもそも、うつ病に至る原因とは

うつ病は、気分が強く落ち込んで憂鬱になる、やる気が出ないなどの精神的な症状の他、眠れない、疲れやすい、体がだるい、といった身体的な症状が現れることのある病気です。病気の分類としては気分障害のなかに入ります。

うつ病はなぜ起こるのか、どのようなメカニズムで起こっているのか、ということについては、実はまだはっきりとわかっていません。

とはいえ、感情や意欲は脳が司令塔ですので、脳の働きに何らかのトラブルが起きていることは指摘されています。脳の神経細胞が情報をやりとりする神経伝達物質（セロトニン、ノルアドレナリン、ドーパミンなど）の分泌が十分でないことが原因となっているともいわれます。また、うつ病になりやすい気質（性格）や、うつ病を引き起こすきっかけとなるストレスが組み合わさることで起きてくると考えられています。

ここまではいわゆる「定説」です。

当院で実践している栄養療法の師匠である藤川徳美先生によると、現代の日本人は質的栄養失調で、特にうつやパニック障害などの精神疾患は、タンパク質や鉄などの重要な栄養素が不足していることによって起きている、ということです。

これは「新説」に入ってくるかもしれませんが、潜在性鉄欠乏性貧血の症状は、ほぼうつ病の症状と重なります。後述しますが、タンパク質不足やその他ビタミン・ミネラルの栄養不足がうつ症状をもたらしているのは明らかです。なぜなら、こうした栄養を補うことで、驚くほど多くの患者さんが治っていくからです。

しかし、60歳でうつになる方の場合、その原因は多様であるため、原因を特定することは難しい場合が多いのです。とはいえ、日々患者さんと対峙し、症例を振り返ることで見えてきたものがありますので、この章では、「60歳うつ」を考察する、いくつかの症例を紹介していきます。実際のプロフィールは一部改編しております。ご了承ください。

ケース１　向精神薬なしで治癒、甲状腺も正常化

もうすぐ60歳という会社員の男性Ｂさんがクリニックを訪れました。半年ほど前から気分が落ち込むことが多くなってきたと訴えます。仕事上の人間関係がこじれて思い悩んだことが原因ではないかとのこと。急に不安が襲ってくる時があり、脈拍が速くなるような感じがあるということです。これは軽度から中等度のうつ症状です。

こうした場合、開業する前の私でしたら、カウンセリングによる治療を行なったでしょう。他の一般的な精神科でしたら向精神薬を処方されたと思います。

しかし、Bさんは結果的に向精神薬を使うことなく、実質3カ月ほどで症状はほぼなくなり、5カ月で通院は終了。その後は季節ごとの通院を希望され、経過を教えてくれますが、症状はまったく出ていません。

では、薬もカウンセリングもなく、どのような方法でBさんがよくなったのか。

それが栄養療法の力です。具体的には、初診では高タンパク／低糖質食の食事を心がけ、1日にプロテイン20g×2回飲んでいただくように指導しました。

当院では初診時に血液検査を行ないます。栄養療法でもっとも大切なことの一つは、タンパク質と鉄の充足度がどのくらいであるか、ということです。タンパク質が満たされているかどうかはBUN（尿素窒素）の数値等で判断します。

ちなみに、BUNとは、タンパク質の体内における充足度を測る数値です。タンパク質が代謝された時の最終代謝産物が尿素。この尿素中に含まれる窒素の量で体内のタンパク質の量がわかります。

もし腎機能障害がある場合は、BUNがクレアチニンと共に高値を示すので注意が必要ですが、通常はタンパク質充足度を測る第一の指標とします。ＢＵＮ10以下は重度のタンパク質不足です。ＢＵＮ20㎎／dL以上ないと、タンパク質が満たされているとは判断できません。

話を戻すと、ＢさんのＢＵＮの値は11・２でした。この数値は、男性としては看過できないタンパク質不足だといえるでしょう。

一方、鉄分が体内にどれくらい蓄えられているかを測るフェリチン値は１８３・５ng／mLで、分子栄養学的にみると男性にしては低めだったので、処方薬として鉄剤フェルム１００㎎、亜鉛のプロマックＤ75㎎を処方しました。気になったのは甲状腺の数値が若干高かったことです。甲状腺機能亢進《こうしん》症と判断できましたが、その時点では専門医へのご紹介はしませんでした。

その後、２週間ほどで再診。早くも「気分の落ち込みが少なくなり、不安の苦しさも楽になってきた」とのこと。プロテインは飲めていたので、ビタミンＣ１０００㎎３錠、ビタミンＥ４００IU１錠、マグネシウム４００㎎を追加。１カ月後、表情はおだやかになっていて、だいぶ楽になってきたと報告してくれました。

さらに1カ月後、症状はまったくなくなっていました。Bさんは少々太っていることを気にされていましたが、体重が減ってきたとうれしそうです。そして翌月には、甲状腺の数値は正常化していました。

その後、2カ月は定期的に何度か受診されましたが症状はまったく出ず、「調子がいいです」と笑顔で報告をしてくださいました。フェルム（鉄）は3日に1錠に減量し、プロテインとサプリメントは続けてもらっています。

このように、軽度から中等度のうつは栄養療法ですぐによくなります。甲状腺の数値もプロテインだけで正常化しました。カウンセリングをしたわけではありませんが、物事の受け止め方も前向きに変化。栄養療法には、不安を取り除く精神療法的な働きがあることがわかります。

もちろん、カウンセリングが必要だと判断した場合は私の専門領域ですし、当院が連携しているカウンセリング室には経験を積んだ心理士もいますので対応できます。向精神薬も処方することはあります。ただ、Bさんに関しては薬がなくても改善しました。

軽度といっても、それは医師の判断で軽度というだけで、ご本人は症状に悩んでメンタルクリニックを受診されます。一般的な精神科であれば、向精神薬を処方して、それが合わないと変薬したり、副作用で不調になったりすることもあります。うまく向精神薬が合っても、その薬なしでは生活をすることが難しくなり、多くは向精神薬依存となります。

軽度から中等度のＢさんより、もっと重い症状の患者さんの場合はどうでしょうか。栄養療法はどこまで功を奏するかをみていきます。

ケース２　うつ、強迫性障害で仕事に行けなくなる

50代後半の男性Ｈさん。不安と不眠に悩まされる日々が続いていました。物事をまとめて考えられない、思考力が落ちてきたようだと訴えます。

うつ病になると、行動や話し方、反応のスピードが遅くなり、仕事の課題や家事にうまく取りかかれない、これまでよりとても時間がかかる、ということが起きるものです。しかも、その状態は職場の人や家族に指摘されるまで自覚できない人もいます。

Ｈさんは食欲もなくなってきて、体重が５kg以上減少してしまったそうです。外出しても、電気をつけっぱなしにしていないか、ガスはちゃんと消したか、鍵をかけ忘れているのではないか、とすぐに自宅に戻ってしまう確認行為が止まりません。それに加えて、過剰に手を洗う。コロナ禍で、ただでさえアルコール消毒を促される状況のなか、ヒリヒリとした

手荒れにも悩まされていました。このような「やりすぎ」の症状を強迫性障害といいます。

さらには、夜中に何度か起きてしまい、朝も早く目覚めてしまうことから、日中は頭がはっきりしない状態が続いてしまいます。動悸がしたり、汗を大量にかいたりすることもありました。

これらの症状には、実はもう5年以上前から悩まされていたそうで、一向に改善しないうえ、自分の声が小さくなった気もしてきたとのこと。とうとう仕事にも行けなくなってしまいました。受診される前には消えてなくなりたい、死んでしまいたいという希死念慮もありました。

減薬・断薬を念頭において処方する

栄養療法といえども、向精神薬は必要に応じて処方します。特に希死念慮がある場合は、向精神薬を使うことが多くなります。ただし、長期にわたって薬に依存しないような処方を心がけています。これについても藤川先生の処方を大いに参考にしています。

Hさんには、高タンパク／低糖質食、プロテイン20g×2回、そして抗うつ薬のジェイゾロフトとドグマチール、抗不安薬のメイラックス、そして睡眠を促すマイスリーを処方。マイスリーは1錠で眠れたらそれでよいですし、眠れなかったら2錠飲んでくださいと伝えました。

初診時の血液検査はＢＵＮ13・2、フェリチンは１６０・８でした。

２週間後に再診。さっそく「気分が以前より、だいぶましになった」と言います。睡眠もとれているとのこと。先々のことを考えると、不安が湧いてくるそうですが、その他の症状はほとんどありません。食事の改善もできていて、プロテイン20ｇ×２回が飲めています。これらができている人は治りが早いのです。

プロテインが「飲めています」と表現するのは、実は患者さんのなかには、プロテインが「飲める人」に対して、「飲めない人」がいるからです。これは、重度のタンパク質不足の場合、消化吸収能力が低下しているためです。

うつの方に多いのですが、炭水化物（米・パン・麺類）中心の食生活が長く、あまりタンパク質を摂ってこなかったり、肉類が苦手だったりすると、タンパク質を摂ること自体が億劫で、プロテインもなかなか飲めないことがあります。

後述しますが、この場合は少しずつでもいいので摂るようにすすめています。

Hさんは1カ月半後には、調子がよいので「来月からは仕事に復帰したい」とのこと。プロテインは20g×2回を飲めているので、ビタミンB50×3錠、ビタミンC1000×3錠、ビタミンE400×朝1錠、ナイアシンアミド500㎎×3錠を開始。

その2週間後、仕事に復帰したそうですが、問題なく続けて勤務しているとのこと。ナイアシンアミドを3錠から6錠に増量し、睡眠剤マイスリーを中止しました。

2週間後、プロテインとサプリはしっかり継続できていました。確認行為もだいぶ減ってきたそうです。

ナイアシンアミドからナイアシンへの移行

さらに2週間後、ナイアシンアミドを5錠にして、ナイアシン1錠を追加。BUNは20近くまで上がっていましたが、フェリチンが少し下がっていたので、サプリメントのキレート鉄（Nowアイアン）1錠の服用を開始してもらいました。

さらに2週間後には、ナイアシンアミドは5錠から4錠に減らし、ナイアシンを2錠にしました。つまり、ナイアシンアミドから徐々にナイアシンに移行させているわけです。

ナイアシンは水溶性のビタミンで、ビタミンB_3ともいわれます。体内でのさまざまな代謝に関わっており、精神疾患の改善には有用なビタミンサプリメントです。ナイアシンそのものは効果が高いのですが、ナイアシンフラッシュという副作用が出ることがあります。顔などが一時的に赤くなったり、かゆくなったりする人もいます。飲み慣れていけばフラッシュも沈静化しますが、ナイアシンの一種であるナイアシンアミドというサプリであれば、このような副作用がほとんどありません。こちらでも十分に効果が出ることも多いので、まずはナイアシンアミドから始めることを藤川先生は推奨されています。

女性はナイアシンフラッシュが起きた時の不快感が強く出ることがあり、無理にナイアシンに移行させないのがセオリーです。ナイアシンアミドの効き目が感じられない場合は、フラッシュフリーナイアシンを使います。

ナイアシンアミド→フラッシュフリーナイアシン→ナイアシンの順番で慣らしていくとよいでしょう。

Hさんは男性で強迫行為があったため、高い効果が見込めるナイアシンを増やしていきました。フラッシュが出ないように慎重に、２～３カ月かけてナイアシンを６錠としました。

その間、プロテインは20g×2回で継続しながら、メイラックスを1錠から1／2錠に減薬、その後は1／4に減らし、最終的に中止しました。

初診から約10カ月後、ドグマチールを1日おきに減薬。1カ月後には3日おきに減らし、その1カ月後には4日おきに減らしました。ほぼ1年後には抗うつ薬ドグマチールを中止することができました。

その後は、抗うつ薬ジェイゾロフトを1日おき、2日おき、3日おきと減薬し、初診から1年1カ月後には治療を終了しました。

このように仕事に行けないほどの不安、強迫行為があっても、高タンパク／低糖質食、プロテインを始めて、指示を守ることができれば、速やかに改善していきます。Hさんは希死念慮もあったため、投薬を行ないましたが、ナイアシンもビタミンCもきちんと飲んでくれたので順調に減薬しながら、断薬することができました。

私はできるだけ薬を使わない治療を目指していますが、向精神薬を絶対悪のように糾弾《きゅうだん》するつもりはありません。どれだけ苦しくても、その方の寿命までは生きてほしいので自殺だけは防ぎたい。そのために、時には薬も必要という考えです。

薬はできるだけ使わないようにしたいのですが、その一方で、不必要なものは何一つないという考え方も持っています。

河合隼雄先生は「無限遠点に支点を取れば、すべてのことが相対化される」とおっしゃっています。これは、どんな「悪」に見えるものでもはるか遠い地点に支点を取れば、すべてのことが相対化されるという考え方です。そう考えると、向精神薬もすべて「悪」とは言えなくなってくると思うのです。

薬を使う時は最初から減薬・断薬を念頭において処方し、けっして向精神薬依存にならないように配慮しています。

ただし、他院から転院してくる患者さんで、すでに大量の向精神薬を飲んでいる人の場合、断薬にはかなり時間がかかります。それでも、きちんとプロテイン、ナイアシン、ビタミンC等を摂ることができれば、そしてご本人の意志があれば、減薬・断薬は可能です。

ケース３　うつと加齢による聴力低下と老眼

60歳女性のAさんは、最近やる気が出ない、疲れやすくなった、冷え性が治らない、そして加齢による聴力低下と視力低下が進んだことに悩んでいました。

初診の時は、両耳の聞こえが悪くなり、老眼もかなり進行して、午前中はどうにか書類を読めますが、午後になるとぼやけてまったく読めなくなるのだそうです。

高タンパク／低糖質食、プロテイン20g×2回を指導しました。

1週間後に再診。初診時の血液検査の結果は、BUN16・3でフェリチンが71・5。この年齢の女性としてはフェリチンの値が低めです。鉄剤フェルムを処方し、プロテインは飲めているので、ビタミンB50×3錠、ビタミンC1000×3錠、ナイアシンアミド500×3錠、ビタミンE400×1錠を開始しました。

女性のなかにはプロテインの規定量20g×2回がなかなか飲めないという人も多いですが、Aさんはしっかり飲んでくれました。2週間後の診察では、冷え性がまったくなくなったと驚かれていました。プロテインと鉄剤を飲むと代謝がよくなりますから、冷え性が改善するという例はとても多いのです。聴力、視力ともにやや改善しています。ナイアシンアミドを増量しました。

初診から3カ月後、フェリチンが128まで上がりました。そして、初診から半年経過した時には、視力も聴力もすっかり調子がよいということで治療は終了しました。

Ａさんの最初の訴えは視力と聴力の低下、そして疲れやすさや冷え性でしたが、これらが改善してから睡眠の質も向上したそうです。老化に伴って出てくるような不調であっても、栄養療法によって自覚できるほど改善することがあります。

実際、60歳くらいから聴力が下がるという人は多いのではないでしょうか。70代で聴力の低下が気になっていた患者さんがいましたが、プロテインとビタミンＢ50、ビタミンＣあたりをしっかり飲み、改善していました。

Ａさんは、やる気が出ない程度で、特にうつ病を疑っての受診ではなかったのですが、よくなってみると「あれは、うつだったのかもしれない」と感じたそうです。

今では、日々のウォーキングの時間がとても楽しくなってきたとのこと。川のせせらぎ、水面の光、ゆれる草花の周りに飛び交う虫たちの世界に、心から癒されながら散歩をしていると教えてくれました。

症状がなくなって気づいた「胸のわだかまり」

実はＡさんは意外なことをおっしゃったのです。「心の底にずっとあった、重いものが消えた」と。

何か重たいものを抱えていた。それがなくなってみて「抱えていたのだ」ということに気づいたと言います。いつ頃からそれが始まったのか思い出せないけれど、それがあって当たり前、抱えていて当たり前の状態だったので、自覚がなかったのだそうです。

このように「その重しがなくなって初めてわかる」ような場合は、自覚していないので、そのことに悩んで精神科を受診するということはありません。

気分が落ち込むとか、睡眠の不調を訴えるついでにおっしゃる方はいます。長年、ずっとじっと抱えているものなので、自覚することができないわけです。どう表現したらよいのかも難しく、「なんだか胸がすっきりしない」「黒い影がある」「重いものを感じる」といった言い方になります。こちらも症状として名付けようがないのですが、カルテに書くとすれば「胸のわだかまり」でしょうか。

ケース4　家庭問題の悩みで来院された女性

女性の60歳うつは、家庭内でのいざこざが発端となっているケースも多くあります。60歳という年齢は、老親を抱えている場合が多いことから、近い将来の介護の心配、親子の関係性の変化など、頭を悩ますことが増えてくるのです。

また、ホルモンバランスの急激な変化も続いていることがあります。50代前半で更年期の症状から解放されたという人もいれば、それまでは不調を感じなかったのに、60歳で更年期症状が出てきて心身ともに疲弊するという人もいます。

Dさんも多くの症状に悩まされていた女性です。気分が落ち込んでしまう、気がついたら涙が出てくる、無意識に大声を出してしまう、という状態でした。食欲も低下しており、夜は眠れず、朝がくるのがつらいという日々。強い不安も抱えていました。

以前は役所に勤務していました。同居している実母から常に小言をいわれるので、家にいるのがしんどくてたまりません。夫と息子がいますが、あまり会話がなく関係はうまくいっていないとのこと。夫の会社が不安定で経済的な心配も募っています。このまま年を重ねることに不安があり、あてもなく離婚を考えてしまうそうです。

初診では、高タンパク／低糖質食にプロテイン20ｇ×２回を指導。Ｄさんの場合は薬がないとつらいだろうという判断で投薬もしました。処方薬は抗うつ薬ジェイゾロフトとドグマチール、抗不安薬メイラックス、睡眠剤マイスリーです。

１週間後の再診では、初診時の血液検査の結果を伝えました。ＢＵＮが10・5、フェリチン75。重度のタンパク質不足で、閉経後の女性としてはフェリチンの値も低いです。１週間の食事指導を守ってくれた結果、食欲が出てきて、気分もよくなってきたとのこと。涙を流したり、急に大声を出したりすることはなくなったそうです。

マイスリーは5㎎を1錠、と半分の量に減薬しました。フェリチン値が少し低かったので鉄剤フェルムを追加処方。プロテインは20g×2回が飲めている。ただ、初診から1カ月半が過ぎたころ、「プロテインが飲みにくくなった」とのこと。規定量に満たなくてもいいので、少量でも継続するように指導しました。

1カ月後にはマイスリーがなくてもよく眠れるようになったと喜んでいました。この頃、隣家とトラブルが起きたそうです。以前から火種はあったそうですが、ややこしい事態になってしまい、そのことでイライラしたり落ち込んだりしていました。とはいえ、以前だったらもっと引きずっていたはずで、気を取り直すのが早くなった気がするとのこと。夫との関係についても、以前は離婚を考えるまでに思い詰めていましたが「しないでおこう」と思えるようになったそうです。

2カ月後、フェリチンの値が100を超えたので、鉄剤フェルムを中止。この頃はフェリチン100を目安にしていましたが、現在はフェリチンが150に上がるまでは出しています。鉄の処方薬を止めた代わりに、サプリメントのキレート鉄36㎎×1錠を開始しました。

次の受診時、また家族のことでイライラするようになってしまったとのこと。プロテインは飲んでいるようなので、ビタミンB50×３錠、ビタミンC１０００×３錠、ビタミンE４００×１錠、ナイアシンアミド５００×３錠を開始し、ナイアシンアミドは次の週には６錠に増やしました。その後は、気分は再び落ち着くようになりました。

数カ月かけて向精神薬を減薬・断薬

ビタミンサプリメントを始めて１カ月後、抗うつ薬ジェイゾロフトも止めることができました。その２カ月後からメイラックスを４分の１錠に減薬しながら、中止。その翌月には、ドグマチールも中止。薬は順調に止めることができました。

その後は一時、量が少ない時期もありましたがプロテインも再び規定量を飲めるようになり、実母のこと、夫や息子との問題も気にならなくなってきたそうです。３カ月後の診察では、薬を止めても何の問題もなく順調であると教えてくれました。

それにしてもDさんは、驚くほど表情が変わりました。初診の時はきつい印象が強かったのですが、数カ月の間にとてもまろやかな表情に変化。それまでは常に自分が我慢をして思っていることの半分も言えなかったそうですが、「言いたいことも言えるようになったり、時には怒ったりできるようになりました」と言っていました。

最初に気に病んでいた家族の問題も、具体的に問題がどこまで解決に至ったかはわかりません。しかし、ストレス耐性が上がると、少々のことは気にならなくなるのです。

家庭内であれ、職場であれ、人間関係の悩みが深い場合もまた、従来ならカウンセリングを行なっていたでしょう。しかし、わざわざカウンセリングをしなくてもストレスに強くなれるのですから、何より栄養を満たすことが先決だとつくづく思います。

「どう生きていいのかわからない」

これでハッピーエンド、といきたいところです。

ところが、Dさんはうつ症状がなくなってからの診察の際、今度は「どう生きていいかわからなくなった」という気持ちを吐露されました。

症状はなくなった、心身の健康を取り戻せた感覚はある、しかし、だからこそ、今の自分が向き合わなくてはならないものに気づいてしまった、ということなのです。

まさに、60歳の過渡期における「これからをどう生きるか」ということに直面したのです。

この年代の女性で、特に専業主婦として家庭を守ってきた方のなかには、子どもが独立したあと、「自分自身はどう生きたかったのか」と彷徨《さまよ》ってしまうこともあります。これまで自分のことは脇に置いていたので、きちんと考えることができなかった。だから今更、自分が何をしたいかなんて、わからなくなってしまうのです。

後述しますが、精神疾患の場合は「治りたくない症候群」ともいうべき状態に陥ることもあります。

病気が治ってきたら、無意識にですが、それに抗《あらが》ってしまうのです。例えば、プロテインを飲むのを止める、というようなこともその症候群に含まれます。

なぜ治りたくないのか。それはDさんと同じで、自分の本質的な問題と向き合わなくてはならなくなるのが、怖いのです。

ひと昔前のうつ病は、重症化する人も多かった。内因性うつ病で希死念慮の強い人は閉鎖病棟に入院されていました。そうした患者さんがよくなってきた矢先に自殺してしまう。私はそうした経験はありませんでしたが、当時、教えられていたのは、「うつがひどい時は自殺する気力もない、治りかけが危ない」ということでした。

つまり、こうした状態に陥ることも「治りたくない症候群」というなかに含まれるのかもしれません。よくなることはうれしい、でも今後、自分がどう生きていったらいいのか考えないといけない。実は60歳からやりたいことが何もないから、ひょっとしたら、それに向き合うことが、もっともしんどいと感じるのかもしれません。

「これから先、どう私は生きたらいいでしょうか」と問われた私は、「それは、ご自身で考えることですね」と答えました。

Dさんには自殺の心配がなかったので、あえてそのような言い方になりましたが、自殺の心配がある患者さんには、一緒に考えていきましょうと伝えます。

このような時、どう声をかければいいのか。これは一律に「こう言います」とか「こう言いましょう」という定型句やマニュアルはありません。

目安としては、定期的にきちんと受診される人に対しては、しばらく様子をみることにしています。診察に来てくれますから、その患者さんを見守ることができますし、患者さんも見守られているという相互の安心感があります。栄養療法を続けてもらうことで、さらに前向きな考え方に変化して意欲が出てくることも充分にあり得ます。

治療の順番としては、まず高タンパク/低糖質食、プロテインとサプリメントで栄養を満たす。これがベースです。薬が必要であれば一定期間は使い、症状がよくなることを目指す。そのあとで、やはり必要であればカウンセリングによって、患者さんがご自身と向き合うためのサポートをする、ということになります。

治療に抵抗を示す「治りたくない症候群」とは

先ほど少し述べましたが、せっかくよい経過を辿りつつあるにもかかわらず、治療に抵抗する人たちについて、ここでもう少し説明します。

「治る」とは、実は大変なことです。病気で療養をしている人にとっては「治る」と、社会での活動を再開しなければならないからです。つまり、再び社会のなかで、もまれる日々が始まるというわけです。

「60歳うつ」の場合は、先ほどの症例のように、自分がこれからどう生きていけばよいのか、本質的なことに向き合わなくてはならない、ということになります。

疾病利得《しっぺいりとく》という言葉があります。病気になることで得られる利益のことです。現役世代がうつ病で休職している場合、病気が治ったら復職できますが、本当は復職したくない。起立性調節障害で不登校の中学生が、病気が治ったら学校に行けるはずだけど、本当は行きたくない。病気の時は周囲が優しくしてくれるから、早く治りたいけれども治りたくない。

このように、早く治りたいのに、治りたくないという無意識の抵抗があるわけです。

病気は休息状態でもあります。病気が治るということは、「闘う準備」を始めること。その準備には時間を要することも多いわけです。

私の師匠の一人である河合隼雄先生は、「回復はゆっくり過ぎるぐらいでちょうどよい」と言っていました。同じく師匠の一人であるユングは、「魂は症状を利用する」と述べています。疾病利得というと、甘えているような印象がありますが、つまりは症状を出すということを利用して、緊急避難しているという意味です。

ですから、その症状を一気に消し去ってしまうことは、よくない場合があることも頭に入れておかなければなりません。目の前の患者さんが、治る準備ができているか、闘う準備ができているか、そこのところを見極めつつ、最強の武器ともいえる分子栄養学を使わなくてはいけないとも思っています。

とはいえ、早く治ることがそのまま喜びである患者さんのほうが多いことも確かです。それに、60歳になってあまりにゆっくり歩いていると、何もしないままあっという間に人生が終わってしまいかねません。疾病利得の「利得」が、よい準備期間になるような過ごし方ができれば、病気になった意味があったと思えるのではないでしょうか。

60歳うつはジャンプする前のしゃがみ込み状態

本書の「はじめに」で、人生１００年時代の60歳の過渡期について、大きな課題があると書きました。もちろん、ひと昔前、ふた昔前も「60歳うつ」になる人はいました。いわゆる「荷下ろしうつ」と呼ばれる症状です。

定年を迎え、家のローンを払い終わり、子どもは独立して、人生の大きな仕事を終えてからのうつ病。重い荷物を下ろしてから、無気力になってしまう。

「私は何のために生きてきたのだろう」という気持ちになるのは、現代の「60歳うつ」も同じですが、昔は極端にいえば、その先の人生は長くない「死を待つうつ病」だったわけです。たとえ虚無感に襲われたとしても、静かな時間を確保して、穏やかに気持ちを切り替えて店じまいしていくという、それこそ現代の「終活期」に近い意味合いがありました。

しかし、人生１００年時代の60歳は、これからむしろ真価が問われる年齢です。前向きに捉えれば、自分の人生を思いきり自由に歩むことができる年齢なのです。

そこで「60歳うつ」に陥ってしまったのなら、それは次の段階にジャンプする前の、しゃがみ込みの状態。そのように捉えることもできます。

うつ症状が出ている間は、しゃがみ込んでいる状態と思ってよいのです。しゃがみ込まないと、バネを利かせて高くジャンプすることはできませんから。でも、あまり長い時間しゃがんでいると、足がしびれてジャンプするどころか、動けなくなってしまいます。

シフトチェンジできる人、できない人

60歳からの過渡期が、現実味を帯びてくるのが50代後半くらいからです。
10代後半に「将来」を考えたように、第2の人生という将来のことを考える時期になってきます。

うまくいっている人、わが道はこれだと決まっている人はそのまま突き進めばよいのです。前半戦の人生とは、まったく違う新しい道にも進むことができます。定年前の肩書にとらわれず、生き方のシフトチェンジができると、後半戦の人生が充実したものになるでしょう。

反対に、いったんそれなりの地位とか、それなりの名誉とか、そういったものを得た人、そういったものに価値をおく人ほど、過去の栄光にあぐらをかいて新たな世界に踏み出す勇気はないようで、生き方を変えることが難しくなります。

シフトチェンジができない人ほど、うつ病のリスクは高いといえます。

私は60歳の過渡期にさしかかる59歳で藤川先生の本と出合いました。そこから大学教授の仕事を辞めて、開業医というこれまで視野になかった仕事にチャレンジしたのです。この年齢で開業、と驚かれることもあります。大学とは別に、長年勤務医をしていたので、医師としての経験は当然ながら活かせますが、分子栄養学という新たな学びを基本に治療を展開しようというのですから、我ながら実に思い切ったことをしたものです。

私は「藤川先生の分子栄養療法は魔法です」「藤川先生は広島の魔法使いです」と口癖のように言ってきました。「治る」という意味での魔法です。

いずれにしろ、人生１００年時代は、「60歳」をいかに過ごすか、ということの重要度が増していくことは間違いありません。私自身の経験からもそう実感しています。

男性はテレビと新聞と犬の散歩で終わる

60歳以降の過ごし方について、ひと昔前によくいわれたのが、定年後の男性を指す「濡れ落ち葉症候群」です。

特に趣味もなく、定年退職後も自宅にいる夫が、暇をもて余して何をするにも妻の後ろにくっついていく様子を、払っても払っても、まとわりついてくる濡れた落ち葉の状態にたとえた言葉です。こうした夫の状態に耐えかねて、熟年離婚をする夫婦も増えたことが当時、社会現象として取り上げられていました。

これは30年ほど前の流行語でもありますので、時代は変わったはずですが、同じようなメンタリティの男性はまだまだ大勢いるのでしょう。いわゆる熟年離婚の件数はコロナ禍を経て、さらに増加しているという統計もあります。

30年前の高齢者であれば、今よりも夫の側は経済的な余裕があり、妻も老後の生活があるためにある程度は我慢をする人が多かったかもしれません。

しかし、この30年間で女性の社会進出は進み、収入基盤のある人が増えてきています。また、社会制度も「離婚時年金分割制度」が２００８（平成20）年からスタートした影響もあるでしょう。年金分割すれば年金が一定額増えるので、専業主婦やパートの人でも離婚しやすくなったという背景もあります。

そして、人生１００年時代といわれるようになったことで、60歳以降も共に過ごす時間の長さに飽き飽きとしてしまう、ということが生じます。若い頃の不満が沸々とよみがえり、もうこれ以上、合わない相手の顔を見て暮らすのが耐えられない、となってしまう。診察室で話を聞いていると、今どきの熟年離婚は妻側の経済力の変化よりも、60歳以降の人生の長さのほうが影響しているようにも感じています。

離婚後の自殺が多いのは日本人男性

60歳からのうつ病は、男女問わず起きることではありますが、男性ならではの背景があります。それは、家族以外の人間関係を作ってこなかったこと、そして「男らしさの役割」から降りられないという心理状態です。

統計によると、離婚と自殺が相関しています。それも離婚後に自殺に至ってしまった人は、男性のほうが多いのです。しかも、それは日本の男性特有の現象で、他の先進国ではあまり見られない傾向だということ。なぜ、このようなことが起きてくるのでしょうか。

家族以外の交友関係があることが、自殺を回避する支えとなることは理解できるでしょう。それと、もう一つ言えることは、壮年期までは「家族を支える」というモチベーションで維持できていた自分の存在価値が、離婚によって失われてしまうことです。

男らしさという価値観もこの30年で激変したといえるでしょう。若い世代の多くは男性の家事育児を当然のものとして捉える、あるいはそう捉えることがよしとされる時代において、現在の60歳は時代の価値観からも取り残され、かつ家族からも取り残されたと感じた時、失意のうちに自殺に至る人もいるということです。

ですから、これは夫に限りませんが、「ここにしか居場所がない」「これしか役割がない」という一つの場所に依存することから脱却するために、ある程度自分のことは自分でできるように自立・自律することが必要になってきます。

今は、つまらなさを紛らわせるものは、いくらでもあります。例えば、サブスク形式の動画配信サービスなら、海外ドラマや時代劇が見放題です。ソファに座って、ポテトチップスを食べながら、観るともなしに番組を観る。テレビと新聞と犬の散歩で一日が終わります。たまに旅行することができるならそれで幸せと感じるのかもしれませんが、それを40年も続けることはできないのではないでしょうか。

ですから、役割を終えた老後、「家庭」という場所に依存するのではなく、一人の独立した人間として、生きていけるようにしていくことが必要ということでしょう。

今の60歳なら70歳までは悩んでいい

ありがたいことに、今の60歳は昔の60歳よりも体力も気力も残っています。60歳までに準備ができなかった人も、70歳までは悩んだり準備したりできる期間だと捉えることができるのではないでしょうか。

本当に元気で１００歳を目指すのであれば、70歳でもあと30年あるわけです。

そういう意味では、60代から70代半ばまでなら、新しいことを勉強するという目標を持つのによい時期だといえます。例えば環境を整えて、「学生」に戻って勉強し直してみる。そうした期間を持つことで、80歳からの生き方を充実させることができるでしょう。

第二の人生で、新しいことに挑戦！　といっても、社会環境が変わり、価値観も違ってきている今の時代において、どうすればいいのか、自分には何ができるのか、と思う方も多いでしょう。

そういう時は、温故知新。昔の叡智を学んでみることをおすすめします。論語や実語教（千年間、日本の子どもたちが学んだ教科書）など、人としてどうあるべきかを学ぶ。そして、学校では教わらない歴史を知り、自分が何者であるか、日本人がどういう民族であるのかを知ることによって、自分に自信が持てるようになり、何をすべきかがわかってくるようになるのではないでしょうか。

60歳からは勇気を出しやすい

60歳以降というのは、体力も衰えて可能性が狭まっているように思えますが、実は勇気を出しやすいということを知っておいてほしいと思います。

現役世代は、ローンがまだたくさん残っているとか、会社をクビになったらどうしようとか、社会的な制約や束縛が多いのですが、60歳を過ぎるあたりで、そういった心配はずいぶん少なくなってくるのではないでしょうか。

あとは野となれ山となれ、自分のやりたいようにやろうという勇気も出しやすい。とはいえ、うつ状態になっている人は、それどころではありません。それこそ栄養療法を始めて少しずつ元気が出てきてから、という話です。

そういう意味でいうと、60歳あたりを境目に、勇気を出せる人と出せない人の二通りに分かれてくるということになります。

もう勇気などはいらない、これまでの経験値で、慣れたことを続けたい人、いわゆるリタイアをしたい人がいる一方で、まるで20歳の若者のように大海に泳ぎ出すような気持ちで、勇気を出せる人がいます。

厚かましくも、私は勇気を出しているほうではないかと思います。先述のように大学を早期退職し、開業医になるべく独立したわけですから。

こうした時、勇気はどの場面で必要かというと、「これがうまくいかなかったらどうしよう」という不安と闘う時です。

もし、クリニックの経営がうまくいかなくてもそれはそれで構わない、標準的医療にこだわらず、まったく新しいパラダイムで患者さんの治療をしたい、という思いがあったので勇気を持つことができました。

60歳から決心をして再スタートを切る時は、持っているスキルをその延長線上で活かしていくにしろ、それまでとはまったく関係ない道に進むにしろ、どちらを選んでも、これまでの経験は「活かせる」と思います。60歳からもうひと頑張りやるぞという決意を固めた人というのは、とても強いのです。

それはある意味で「死を覚悟」しているからです。

死んでも仕方ないと開き直ることができる。若い時のような一定のレールはありませんし、自分でレールを作っていかなくてはならないので大変ですが、きっとそれもまた楽しめるものなのです。

慢性疾患治療と60歳うつ

60歳くらいからのうつ病には、現代医学の慢性疾患に対する薬物治療の問題も関係していると思います。

健康診断の血液検査では、基準値というものがあります。この数値以内に収まっていてください、とする数値です。

実はその基準値が当てにならないことが多いのですが、患者さんはこれを見てしまうために、私の説明より数字のほうを信じてしまいます。

数字の力は強いです。基準値というのは、多くの人の数値のボリュームゾーンであるというだけで、「この値になったら健康である」という数値ではありません。それなのに、そのボリュームゾーンにいないといけないかのように、印象操作されています。

コレステロール値や血圧の値は、年齢を重ねると理由があって少々高くなります。例えば、悪玉といわれるLDLコレステロールについても、一般的には140以上あると脂質異常症とされていますが、分子栄養学的にみると異なります。

分子栄養学では、糖質を控えて良質の脂質を摂ることが推奨されています。脂質によるエネルギー代謝（ケトン代謝）を目指しているからです。

したがって、ＬＤＬは脂肪酸を全身に運ぶという大切な役割があるので、むしろある程度高いほうが望ましいということになります。

つまり、ＬＤＬは必ずしも悪玉というわけではありません。ＬＤＬがないと脂肪酸を全身に運んでもらえないので、疲れが生じます。そこにコレステロールを下げる薬を飲んでしまうと、エネルギー不足からうつ症状のリスクが高まります。

血圧に関しても、高齢になると下げろ、下げろの大合唱ですが、年齢プラス１００くらいがちょうどいいという意見もあるほどです。

60歳なら、１６０あってもちょうどいいということになります。なぜ血圧が高くなるのか。加齢によって血管はある程度、硬くなります。ですから圧力をかけて血流をよくして、末端まで血液が行き届くようにしているのです。

また、血圧というのは、時間帯や場所など状況によっても、随時変わるものですから、それを一定の数値内にいつもしていなければならないという考え方自体がおかしいと、私は思います。

しかし、基準値からいけば140以上（診察室血圧）は降圧剤を出さないといけません。ガイドラインがそうなっているので、医者はそうせざるを得ない。そうすると、血流が悪くなることにより、うつ病のリスクが高まってしまうのです。

60歳からのうつは、こうした慢性疾患の治療の薬が原因にあることも覚えておいてください。

以上のような加齢による器質的な要因であっても、60歳の過渡期による社会的な要因であっても、どちらに対しても栄養療法は効果を発揮します。

タンパク質と鉄、ビタミン・ミネラルによって健康の基盤を整え、必要であれば薬やカウンセリングの力を借りて、治していくことができるのです。

第2章 分子栄養療法と治療の実例

現代の日本人は質的栄養失調

飽食の時代といわれていますが、それと同時に食糧危機が囁かれてもいます。それでもいまのところ栄養過多であるという世のなかの認識は変わりなく、巷の広告にはダイエットの文字が躍っています。

人気の食事療法や健康法というと、一定期間食べないファスティング、動物性の食品を避ける玄米菜食など、これらもやはり「現代人は栄養過多」ということが前提になっている様子です。

ですから藤川先生がおっしゃる「現代の日本人は栄養不足」というご指摘は、まさに思いもよらなかったことですが、タンパク質・鉄不足、糖質過多という「質的栄養失調」という説明は理解に難くありませんでした。

ここで栄養学について、いったん整理してみましょう。

栄養学とは人間の健康と食物の関係を科学的に研究する学問分野です。とくに食物の栄養成分の研究をテーマとし、食事の量や質を調整することで健康管理を行ないます。栄養学の公的な資格が管理栄養士です。一般的には「5大栄養素とは？」「炭水化物が主食」「栄養のバランスを大切に」などのスタンダードな食事の話です。

分子栄養学とは何か

しかし、これはすでに〝古典栄養学〟であると藤川先生は喝破されます。

必要な摂取カロリーも栄養素の量も、これまでどんなものを食べてきたか、という統計から割り出したものにすぎません。ビタミンやミネラルの量も「欠乏症を予防する」という視点でしか表されていないのです。

一方、分子栄養学は、日本では物理学者の三石巌先生が提唱された新しい栄養学で、日本では藤川徳美先生が引き継ぎ、発展させていらっしゃるといっていいでしょう。

生物学が、DNAの解析が完了してから分子生物学へと進化したように、栄養も分子レベルで体が必要としている量を摂取する必要がある、という考え方です。

そして、古典栄養学に基づいたバランスのよい食事は、分子レベルで見ると栄養の絶対量が足りておらず、質的栄養失調を招いてしまうということなのです。

日本人のタンパク質の絶対量が不足

質的栄養失調の悪影響がもっとも大きいのがタンパク質不足です。古典栄養学で必要とされている量ではまったく足りていません。

欧米人は肉をよく食べるので、タンパク質不足はさほど問題になりませんが、日本人の食生活では、タンパク質の絶対量が足りないのです。また、年齢とともに食事の量が減りますし、肉よりも魚が好まれることがあります。確かに魚のタンパク質は良質ですが、十分な量を摂ることができません。

そもそも人間の体は水分を除いた70％がタンパク質で成り立っており、筋肉も内臓も脳も骨もタンパク質からできています。さらにホルモンや神経伝達物質の材料もタンパク質ですから、不足すると心身の不調が起き、健康を損ないます。

タンパク質は合成と分解を繰り返しているので、常に体内に新しいタンパク質を供給する必要があることは、一般的にはまだあまり知られていません。

糖質の摂りすぎが〝ビタミン・ミネラル不足〟を引き起こす

一方、必要以上に摂っているのが糖質です。摂り過ぎは太る、ということはご存じだと思いますが、それ以外にも弊害があります。

それは糖質による血糖値の乱高下です。特に精製された砂糖や小麦粉などの白い糖質は、食べると急激に血糖値を上げます。するとインスリンが多量に分泌され、今度は急激に血糖値が下がります。

それを上げるためのホルモンを合成するのにビタミンやミネラルを浪費してしまいます。つまり、糖質の摂りすぎが、ビタミンやミネラル不足を生み出してしまっているのです。

このような現代人のタンパク質不足、ビタミン・ミネラル不足、糖質過多を改善するために、プロテインとサプリメントを用いた栄養療法が確立されつつあります。

糖質制限の始め方

糖質制限については、ゆるやかに進めていただければよいと思っています。また、お菓子や清涼飲料水などは止めて、白米は適度に食べてもよいと私は指導しています。

白米は確かに糖質ではありますが、白砂糖のような人工的な糖ではありません。米は日本人にとってのソウルフード。江戸や明治の人は、米を食べて東海道を走ったり、重い物を担いだりしていたわけで、全否定はしたくありません。米には食物繊維も豊富ですし、わずかながらタンパク質も含まれています。

また、女性は糖質を急に減らすと体調を崩す、と藤川先生も警告なさっていました。当院でもそれは実感しています。男性の場合は急に糖質をゼロにしても脂肪酸の回路（ケトン体回路）がすぐに回り始めますから、エネルギー不足になることは少ないです。

一方、女性はすぐに脂肪酸からエネルギーを作ることができないため、糖質をいきなりゼロにすると、フラフラになってしまうのです。

糖質制限に関しては、パンと麺類、お菓子やジュースを止めるだけで効果はあると思います。お米は先ほど述べたように、私はあまり制限したくない。ただし、白米は精製された糖質なので、胚芽米や麦ごはん、五穀米などを選ぶのもよいかもしれません。

日本の秋の収穫の祭りは「五穀豊穣」を祝ったわけで、本来は米だけでなく、粟やヒエなどを食べるのもよいと考えています。

分子栄養学で必要なタンパク質の量

特に重要になってくるのが、タンパク質の摂取量です。藤川先生の著書である『すべての不調は自分で治せる』『メガビタミン健康法』（以上、方丈社）などには、摂取が必要なタンパク質は、自分の体重×１ｇが１日最低限の量と記されています。

例えば体重が60kgなら、１日のタンパク質は60ｇが最低限必要となるのです。

プロテインスコアという、食べものに含まれるタンパク質の量を示した指標によると、タンパク質の量は、卵３個で20ｇ、牛肉２００ｇで30ｇです。

したがって、体重65kgの男性なら卵３個＋牛肉３００ｇは必要になるということです。

病気を治したいという目的がない人でも、１日に体重×１ｇというギリギリの量ではなく、余裕をもって１日に体重×１・５～２ｇは確保するほうがよいでしょう。

成長期の中高生、妊娠・授乳期の女性の場合は、確実に体重×１・５ｇは必要です。慢性病からの回復を目指すためには、１日に体重×２ｇのタンパク質が必要です。

また、タンパク質の摂取の過剰症を恐れる必要はない、と藤川先生は繰り返し述べておられます。１日量として体重×４・４ｇまでは安全です。これは成人男性（体重65kg）ならば、計算上は65ｇ×４・４＝２８６ｇのタンパク質に相当します。これはタンパク質を90％含有するプロテイン１kgを３日で飲みきる量です。

実際にはこんなに飲める人はいませんし、飲んでも消化吸収できないことから、プロテイン摂取でタンパク質過剰症が起きることは起こりえないと解説なさっています。

藤川先生は、タンパク質の摂取をはじめとして、欧米発のオーソモレキュラー（分子整合栄養医学）の考え方も組み合わせて日本人の食生活の傾向、日本で手に入るサプリメントなどを用いて実践しやすい情報を発信されています。

藤川先生は謙虚ですので、ご自分のお名前を冠した「藤川理論」とは呼ばないでほしいとおっしゃいます。理論はあくまで三石巌先生が提唱した分子栄養学であり、それを大いに肯定し、現代事情に合わせた実践をしながら継承する一人であり、三石理論に糖質制限と鉄をつけ加えただけとおっしゃいます。しかし、それがどれだけ大変なことか。普通はそういうことにはなかなか気づけないものなのです。

いずれにしろ、藤川先生が実践して成果を上げている栄養療法であることに違いありませんので、私は敬意を込めて「藤川メソッド」と呼ばせていただいています。

要注意！　ホエイプロテインと含有量について

「肉や魚、卵は嫌いではないし、普段から食べています」という人であっても、タンパク質を充分量摂るためには、食事だけでは足りません。

特に、うつなどのメンタルの不調を改善したい場合は、プロテインでしっかりタンパク質を摂る必要があります。

では、どのようなプロテインを飲めばよいのでしょうか。

プロテインには大きく分けて、動物性の「ホエイプロテイン」と植物性の「ソイプロテイン」があります。ホエイは牛乳の乳清から、ソイは大豆から作られています。

藤川先生は「ホエイプロテイン一択で」とおっしゃっています。「効果がないソイプロテインは捨てて、ホエイプロテインに替えなさい」と指導なさっています。

私はそこまでは言いませんが、次回からでも極力ホエイプロテインを飲むようにお伝えしています。

注意してほしいのは、プロテイン粉末の量がそのままタンパク質の量ではないということです。商品によってタンパク質の含有量は異なります。

例えば、当院でもおすすめしているビーレジェントという商品は、プロテイン粉末の量

（g）のうち、70％がタンパク質の量（g）です。

この場合、20gのタンパク質を摂るためには、30g弱のプロテイン粉末を溶かして飲む必要があります。タンパク質含有率は60～90％くらいまで商品によって幅があるので、飲む前によく確認しておきましょう。

「それで、結局、私はどうしたらいいの？」

「それで、結局、自分はどれくらい、何を摂ったらいいのか」と思われるでしょう。

強調したいのは、「鉄」と「タンパク質」が非常に重要であること。これを摂るだけで驚くほどよくなります。

あなたが、「すでにうつ症状」、または「最近の気分の落ち込みは、うつ症状なのかもしれない」と疑うのであれば、まずはクリニックへ行って、血液検査でフェリチン値を測ってもらってみてください。

60歳前後のうつ症状で来院される男性は、フェリチン値が足りているケースと足りていないケースの2パターンあるため、まずは確かめてみることをおすすめします。

ただ、うつ症状がある60歳前後の女性は閉経後であっても、フェリチン値が低い場合が多いです。

最近は、フェリチンを測るクリニックは増えてきたようです。受診する前にホームページで確認したり、事前に電話で血液検査でフェリチンを測ってもらえるか、確認してから行くといいでしょう。

以前は、一般的には「ヘモグロビンを測れば、フェリチンを測る必要がない」と考えられていました。

鉄はフェリチンから減り始め、次は血清鉄が減り始めて、ヘモグロビンが減るのはその次なので、ヘモグロビン値が低いとわかった時点では、すでに重症なのです。

もっと早い段階でわかれば、重症になる前の予備軍を見つけることにもつながり、深刻なうつを防ぐことができるという点から、ヘモグロビンではなくフェリチンを測る必要があると考えています。

血液検査でフェリチンの値が低かった場合

もし、フェリチンの値が、男性１５０以下、女性１００以下であれば、藤川メソッドの基本のATPセットです。

①プロテイン20g×2回を数週間続ける。

②藤川メソッドでは「ATPセット」という基本のサプリメントに進む。

これは、生きるエネルギー（ATP）を効率よく体内で作り出すためのビタミン・ミネラルの組み合わせで、具体的には鉄、ビタミンB群、ビタミンC、ビタミンE、マグネシウムのセットです。

なお、「ATPセット」は、最新の情報では、これらにマグネシウムが追加されてバージョンアップしたことから、「新ATPセット」と呼ばれています。

〈新ATPセット1日の摂取目安〉

- 鉄：Nowアイアン36mg（キレート鉄）、3錠（夕に3錠）
- ビタミンB：B50コンプレックス、2錠（朝夕1錠ずつ）
- ビタミンC：C1000、3錠（朝昼夕に1錠ずつ）
- ビタミンE：E400（d-α-トコフェロール含有）、1錠（朝に1錠）
- マグネシウム：100mg、4錠（朝夕に2錠ずつ）

（藤川徳美著『お金をかけないアンチエイジング！　若さを保つ栄養メソッド』方丈社　より抜粋）

このATPセットは、不調がある人はもちろん、特に不調のない人の健康維持にもおすすめされています。うつ病の場合は、このセットにナイアシンアミドを加えて治療や減薬に役立てています。

各ビタミン・ミネラルがなぜ必要か、ということについては、本家である藤川徳美先生の著書に詳述されていますので、ご参照ください。商品については、藤川先生のFacebookには、随時、最新のおすすめが紹介されています。

ATPセットを1カ月くらい飲んで、その変化を確認してみて、よくなっていると感じていれば合っている、と判断していいと思います。診察の現場では、ナイアシン類がよく効くという実感があります。

まだうつ症状はないけれど、予防的にできることは？

「今はそこまではない」「将来的に心配」「予防としては、どうしたらいいか」という場合。

くり返し書いてきましたが、高タンパク／低糖質食を心がけるだけでも、ずいぶん違ってきます。

具体的には何がいいかというと、卵・肉・魚。卵は何個食べてもいい、としています。極力、糖質を減らして、患者さんには小麦粉類なども避けるよう指導しています。これだけでもかなりよくなるようです。

先述したように、プロテインはたいていの場合、多く摂ってもあまり心配はありません。したがって、高タンパク／低糖質食にしても、症状が気になるという方はプロテインを飲むことをおすすめしています。

不眠に悩む患者さんが、「寝る前にプロテインを飲んでみたら、よく寝られることに気づいた」と教えてくれました。この方は睡眠薬代わりに飲んでいるそうです。

不眠が続くと、気分が落ち込みやすくなったり、イライラしたりしがちです。人によっては、うつ状態につながりかねません。この方のように、自分に合う方法を知っていると、ずいぶん楽です。

「最近、ちょっと落ち込み気味」「なんとなく不安を感じる」といった時に、食事を見直したり、プロテインを摂るようにすればいいことを知っているだけでも、安心できるのではないでしょうか。

60歳前後で抱える悩みや、うつの症状は、人によってさまざま。以降、いろいろな症例をご紹介していきます。経過についての考察、その都度行なった栄養療法の実践などが、今後みなさんのお役に立てればと思います。

ケース5　1週間で吐き気がなくなった

50代後半の男性Cさんは、子どもの頃からよく気持ち悪くなって吐きそうになったり、実際に吐いてしまったりすることがたびたびありました。高校生になったくらいから、さらにその症状がひどくなり、大人になってからも悩まされてきたそうです。

美術関係の学校を出たCさんは、ポスターや冊子などのレイアウトを作るデザイナーとなり、制作会社に数年勤めました。しかし、吐き気の症状を抱えたままでは会社勤めは難しく、請負で仕事をこなすようになったとのこと。

慢性的に不調を抱えた状態でしたが、家族の理解もあって仕事も続けていました。ところが、50代半ばを過ぎてから、吐き気の症状は悪化。体がだるい、頭が重いなどの症状も出てきました。パソコンでの作業もままならず、仕事にも支障をきたすようになって受診されました。

高タンパク／低糖質食、プロテイン20g×2回を指導。初診時の検査結果はBUN10・5、フェリチンは232でした。

1週間後再診。なんと、たった1週間で吐き気がなくなったということでした。ただし、だるさはまだ残っており、1日の3分の2は布団のなかだそうです。

その翌週に受診、「全部よくなりました」と言い、すべての症状がなくなったそうです。

以降は、医者に伴走してもらわないとプロテインやサプリメントを飲むのをサボってしまいそうだから、定期的に受診したいということでした。体調管理のために2カ月に1回ほどのペースで受診されています。その後も症状はまったく出ていません。

このように、食事改善ができて、プロテインが飲めれば、ごく短期間で症状が消失することはさほど珍しくはないのです。

吐き気がするという場合、まずは胃腸科内科で診てもらうことが多いと思います。さまざまな病院を受診してみたけれど、よくわからなかったとか、胃腸に問題は指摘されなかった、どこで診てもらえばいいかわからない、と迷う方は多くいらっしゃいます。

Ｃさんは吐き気だけでなく頭や体が重いという症状も出てきたので、「うつ病かもしれない」と思って、最終的に心療内科を受診することになったわけです。

その見立て通り、実際うつ状態でした。

１週間で明らかな効果を感じたという症例は時々あります。とにかくタンパク質の大切さを認識して積極的に摂るようにしただけで、驚くほど早くよくなることがあります。Ｃさんの場合、フェリチン値が十分高いので、鉄剤は出していません。

タンパク質だけでこれだけ改善するということは、いかにタンパク質不足が恐ろしいかということがわかると思います。

ケース６　プロテインの少量摂取でも著効

60代前半の女性Ｏさんは、１カ月ほど前からふさぎ込むことが増えてきました。

ちょっとした片付けも億劫で、料理もやる気がしないそうです。何をしても楽しめない、笑う気力がない、食欲も低下して体重が急に３kg減ってしまったといいます。

長年勤めている職場でパートをしていますが、仕事には何とか行っているとのことです。

食事内容をお聞きすると、肉や魚が好きではなく、ほとんど食べておられません。野菜は栄養があり、野菜をしっかり食べていればいいという考えでした。

まずは時間をかけて、栄養の話、タンパク質、脂質、鉄などの説明をしたところ、納得していただけました。

魚肉ソーセージのようなものや卵は食べられるということだったので、できるだけ食べられるタンパク質を増やしていただき、高タンパク／低糖質食、プロテイン5g×2回を指導しました。

初診時の血液検査はBUNが12・1、フェリチン71・6といずれも低く、甲状腺機能の低下もみられました。

1週間後の再診では血液検査の説明をして、さらに1週間後、「急に調子がよくなりました」と喜んでいらっしゃいました。残業もこなすほどになったそうです。プロテインを飲み始めてから調子がいい気がするといいます。フェルムを1錠処方しました。

その1カ月後、もう1度受診されましたが、いたって順調とのこと。高タンパクの食事を心がけてプロテインは5g×2回で開始したのに、すぐに効果を実感されたのはすごいことです。

よほどのタンパク質不足だったのか、少量でも著効したようです。

できれば甲状腺機能低下症もよくなるまで診たかったのですが、順調なのでもう通院しなくてもいいと思われた様子。ご自分でプロテインを続けていただければ、悪化はしないと思います。

Oさんの夫は数年前に亡くなっていて、一人娘がいますが、もう独立してしっかり働いており、特に家庭内で問題を抱えている様子はありません。

ただ、幼少期からなんとなく生きづらさを感じることはあったということです。娘さんのことも心配しすぎているようでした。人生は何が起きるかわかりませんが、心配し出したらきりがありません。

もともとそうしたナイーブな面をお持ちだったうえにタンパク質不足で、落ち込みなどの症状が出たのでしょう。

ここで栄養療法ではなく、カウンセリングをしたらどうだったでしょうか。

幼少期の生きづらさとか、娘さんに対する見えない束縛とか、いろんなことが引きずり出されるかもしれませんが、栄養療法はそうしたものとは無関係に症状を取り去ってくれます。

もし過去に何かわだかまりがあるとか、自分の考え癖を変えていきたいということであれば、つらい症状が治ってから前向きに取り組めばいいのです。

母子関係、父子関係、いろいろあるものです。性格や人生の選択に影響を与えていることもあるでしょう。トラウマや愛着障害のようなものも、どの程度の深い傷があるかということにもよります。

第4章でも触れますが、栄養療法はしっかり実行することができれば、8割の人は治ります。そういう意味でいうと、あとの2割の人は、私の専門性が介入する余地があると思いますので、その場合は心理療法家としてお役に立てるのかもしれません。

プロテインは無理せず少量から

Oさんのように、少量のプロテインが効くこともありますから、あきらめないでトライしてほしいと思います。

プロテインが飲めない人には、とにかく飲める量でよいから飲んでください、ただし朝と夜の2回は飲むようにしてくださいとお伝えしています。とはいえ、「決して無理をしない」ということを初診時に伝えています。無理をしたら続きませんから。そのかわり、量は少なくていいので、回数を2回に増やしてほしいとお願いしています。なぜなら、一度に多く飲むより、回数を分けたほうが吸収の効率がよいからです。

あるいはプロテインの粉末を舐めてくださいとお話ししています。20ｇが10ｇでも5ｇでも構いません。舐めるだけでもいいですから、と言えばさほど負担なくトライしてもらえるようです。

これまで、もっとも少なく飲んでいる人は1回２・５ｇ×２回でした。それ以上飲むと胃の具合が悪くなるということです。40代の方ですが、これまでいかにタンパク質不足であったかということがわかります。

プロテインが合わないという人の症状もさまざまです。胸がつかえる感じがするとか、胃がもたれる感じがするとか、おならが臭くなるとか、下痢をするとか、便秘をするとか。このような症状が出たら、飲む量を減らしていただくようにしています。それでもつらかったら、しばらく舐めるだけにしてまた再開していただきます。

第1章でも少し触れましたが、プロテインが合わない人、飲めない人、あるいは飲むのが億劫に感じる人は、これまでの食生活で肉や卵をあまり食べなかった人に多いです。

重度のタンパク質不足のため、消化吸収能力が低下しているのです。そのため、お肉を食べようと思う元気も出ない、という状態になってしまいます。

タンパク質を摂ってこなかったから、タンパク質が摂れないという、悪循環に陥っているといえます。

それでも、少しずつでもプロテインを飲めるようになれば、胃腸の働き、消化酵素の分泌も活発になり、飲んだあとの不快な症状もなくなります。そうすれば、飲もうという意欲が湧いてきます。

そのためにも、繰り返しますが、プロテインの粉をチビチビと舐めることからでもよいので始めてください。

プロテインを舐めるような状態の時には、藤川メソッドによるとボーンブロススープ（骨付き肉をじっくり煮込んでとったスープ）を飲むとよいそうです。私は「だし&栄養スープ」という、タンパク質が摂れる粉末のスープを見つけましたので、患者さんにはそれをおすすめしています。これは、そのままスープとして飲んだり、料理に使ったりできます。

プロテインで腎機能が回復した

腎臓が悪い人はタンパク質を摂らないほうがいいと一般的にはいわれています。しかし、腎臓もまたタンパク質でできているのです。

ですから、腎臓をしっかり機能させるためには、タンパク質を摂らないといけない。これは、藤川メソッドや三石理論をはじめ、分子栄養学全般においていわれていることです。

実は私も最初はびくびくでした。腎臓が悪い人にプロテインを出して、高タンパク食を指導するなど、これまでそういう発想がありませんでしたから。

ところが、腎機能はよくなったのです。

この方は60歳ではなく、70代半ばの男性ですが、難聴とメンタル不調で受診されました。血液検査をしたところ、腎機能があまりよくなかったのです。

しかし、その後の高タンパク／低糖質食とプロテインで腎機能も正常化しました。

また、80代の人で、ご家族のうつ状態に悩まれていたのですが、当院が精神科に限らず、いろいろな症状を栄養療法で改善させていることを知って受診されたことがあります。この方もまた、高タンパク／低糖質食で改善されました。

いずれにしろ、当院にはメンタル不調が主訴で受診される方がほとんどですので、主訴が腎臓病で、腎機能の低下が著しいという患者さんはお見えになりません。あくまで軽度の腎機能の低下が改善されたということです。

透析をなさっている、透析が検討されているという患者さんの経験はありません。

ケース7 食事改善のみで不眠が治った

50代後半の男性Eさんは、不眠で受診されました。

深夜に目が覚めてしまう、中途覚醒です。睡眠障害としては重い症状ではありませんでしたが、薬を使いたくないといいます。こうした症状を薬なしで治そうとすると難しい面もあります。

高タンパク／低糖質食を指導し、プロテイン10g×2回を飲んでもらいました。

そして1週間後の再診では、すっかりよくなったとのこと。途中で目が覚めることなく、8時間以上眠れるようになったそうです。実はプロテインはあまり飲めていなかったのですが、高タンパク／低糖質食はきっちり守れたということでした。

つまり食事改善だけで症状がなくなっていたのです。こちらがびっくりしました。

もし薬を使うのであれば、漢方で酸棗仁湯《サンソウニントウ》など、軽い不眠に効く薬もありますから、それを飲めば同じように不眠が改善していたかもしれません。とはいえ、漢方であっても薬は薬です。結果的に一切薬なしで治療が終了しました。

私の患者さんのなかでも、そのスピーディな効果に一番驚いた例の一つです。

中途覚醒が主訴でしたが、寝つけないという症状もなくなり、気分もすっきりしてきたそうです。

ケース８　うつによる不眠・胃腸障害

50代後半の男性Nさんは、うつによる不眠と胃腸障害に悩んでいました。

いつも胃の調子が悪く、吐き気がしたり、ゲップが頻繁に出てしまう。また、通勤中にお腹が痛くなることが続いたため、勤務先の産業医に相談したところ、しばらく休んだほうがいいというアドバイスがあり、初診時は休職中でした。

当院を受診されるまで、８年前から内科や心療内科などを受診していましたが、なかなか改善しなかったということです。

Nさんがいらした頃は、厚生局から指導を受けて、フェリチン値を測定することができない時期でした。

要はフェリチンが何たるかということを医療や保健の専門家が知らないということです。もちろん医学教育でフェリチンについては習いますが、鉄不足の判断はヘモグロビンで十分だという考えがまかり通っており、フェリチンを測る必要はないというわけです。これはのちに改まりました。

このように以前は、フェリチン値の測定やサプリメントの投与の問題で指導が入りましたが、コロナ禍となってしまい、当院に指導するどころではなくなったのではないでしょうか。最近は特にそういう指導はありません。


話を戻します。Nさんはこれまでにいくつかの病院にかかっており、当院にいらした時点で、睡眠薬と抗不安薬を他院で処方されていました。

BUNは16・2と、男性としてはタンパク質不足です。

引き続き睡眠薬は処方して、高タンパク／低糖質食、プロテイン20g×2回を指導しました。

翌月に再診。プロテインは飲めているので、ビタミンB50×3錠、ビタミンC1000×3錠、ビタミンE400×1錠を開始しました。

Nさんも芯の強い方で、きちんと守って調子がよくなっていきました。肥満ではなく許容範囲ではありましたが、少し体重は落としたほうがいいとアドバイスしました。

翌月、体重が7kgも落ちました。しかし、息苦しさや不安感があるということで、抗うつ薬ジェイゾロフトと抗不安薬メイラックスを処方しました。

1カ月後、体調がかなりよくなってきたとのこと。吐き気やゲップ、胃の苦しさも減少しました。息苦しさや不安感もなくなりました。そこでジェイゾロフトとメイラックスは中止して、マグネシウム400を開始しました。

睡眠剤のマイスリーを中止した代わりに、ナイアシンアミド4錠を開始しました。

ところが、この頃に悪夢を見るようになったということで、ナイアシンアミドをさらに2錠追加しました。

翌月には悪夢もなくなり、睡眠の不調も改善。初診から約8カ月後、ほぼ回復したということで、仕事も再開することになりました。

悪夢といっても、Nさんの場合は人に追いかけられるといった程度の夢で、それほど深刻なものではありませんでした。私はそこに関しては専門家ですが、人によってはとても残酷な悪夢を繰り返し見てしまうことで、ぐっすり眠れなくなる、眠るのが怖くなる、などの睡眠障害が起こる場合もあります。栄養療法では、悪夢はビタミンB_6が効くといわれています。

Nさんはとても真面目な方で、こういってはなんですが昔ながらのうつ病、真面目な人がなるうつ病の典型でした。もしかしたら1年ぐらいは仕事を休みたいという無意識の思いがあったのかもしれません。

ケース9　妻から離婚をほのめかされ、職場にもいづらい

50代後半の男性Fさんは、職場の人間関係でイライラする状態が続いていました。妻から離婚を切り出されてしまい、そのショックから脱し切れていません。会社では傍若無人な態度の部下に手を焼いており、仕事がはかどらない。うつ症状に悩んでいるというより、どちらかというと上手くいかない人間関係に悩んでいる様子でした。

はたからみると、わざわざ受診するほどの内容に感じないかもしれません。しかし、心療

内科のイメージも昔と変わって、受診のハードルが低くなっている面もあります。また、こうした膠着《こうちゃく》状態から体調が悪化することもありますので、早めの対応は必要です。

Ｆさんの場合、「なぜ自分が妻からそこまで嫌われたのかわからない」という悩みが募っており、この時点ではまだ話し合いの最中とのこと。

高タンパク／低糖質食にプロテイン20ｇ×２回を指導しました。

初診の血液検査ではＢＵＮ19・１、フェリチンは１０９・８でした。

１週間後に再診。プロテインはしっかり飲めています。フェリチンは男性としては低めだったので、ＮｏｗアイアンＢ36㎎×１錠、ビタミンＢ50×３錠、ビタミンＣ１０００×３錠、ビタミンＥ４００×１錠を開始しました。

１カ月後、気分の落ち込みも改善したということで、表情も明るくなりました。プロテインもサプリメントも「がんばって飲みます」と前向きです。

ナイアシンアミド５００×３錠を追加して、１週間後に６錠に増量するように指導しました。

１カ月後、気分はとてもよいとのこと。いろいろなことが気にならなくなったといいます。聞くと、家庭では神経質なところがあったようです。食事とか掃除とか、家事に対する欲求が高かったのかもしれません。そのあたり「まあ、この程度でいいか」とおおらかになると、妻の反応も変わるものです。その後、離婚話が進んだということはなさそうでした。

1カ月後、亜鉛のプロマックDを処方しました。女性は鉄不足で落ち込みますが、男性は亜鉛不足で元気がなくなることもあるので、プロテインや他のサプリも飲めていることから、亜鉛を追加しました。

その1年後、順調に仕事も続けていて、妻とも一緒に生活していました。仕事以外にも以前からやりたかったボランティアを始めたそうです。生活に張りがある様子がうかがえました。

いずれにしろ、Fさんはプロテインとサプリメントをしっかり続けたいということで、定期的に受診されるということになりました。

ケース10 抜毛症──男性でもフェリチン値が低い場合

鉄不足は主に女性に多いのですが、男性にもいらっしゃいます。年齢は中学1年生ですが、鉄不足が顕著な例でしたのでご紹介します。

「抜毛症《ばつもうしょう》」という疾病で、自分で髪の毛を抜いてしまうという症状です。自分でも無意識に、いつの間にか髪の毛を抜いてしまう。かなりの坊主頭になってしまっていました。親御さんが気を利かせて、目立たないようにと三分刈りにしていました。

フェリチンは10以下でした。男性でこの数値は、女性であればゼロであるくらいの深刻な数値。成長期ですから、鉄を使い果たしているのです。

本人は髪を抜いている自覚がありません。ハッと気がついたらそういう状態になっていることが多く、自分でも抜毛か、脱毛なのか、わからないという様子です。

このような症状は、一般的なクリニックでは診断が難しいです。フェリチン値を測る必要性も知りませんから、まず向精神薬が出るでしょう。そして、カウンセリングに回されます。そうなると、なかなか治りません。

こうしたケースではおそらく「ストレス性である」「心に問題がある」そして、「抜毛とは内なる攻撃性の発露である」という解釈になります。

男性は、18歳頃から成長期が終わって鉄の需要が減ってきます（女性の場合は月経があるので、18歳を過ぎても引き続き鉄の需要はあります）。そこでようやく治る、ということになります。すると、精神科では「6年の長きにわたった努力の末に完治した」ということになります。

彼の場合は、初診時にフェリチン値を確認し、高タンパク／低糖質食の指導に加え、鉄剤を処方。そして、1カ月後に完治しました。表情もとても穏やかになりました。

もし私が分子栄養学を知らなかったら、どう診断したでしょうか。とてもいいご両親ですし、どうしてこんないい家庭で育っているのに……何か学校で嫌なことがあったに違いない。そう考えていたかもしれません。

結果的に、単なる鉄不足でした。

藤川メソッドは、従来の精神科では、成育歴が云々、親子関係が云々、と見立てを複雑にしてしまうところを、「足りない栄養を補えばいい」で、すべて凌駕してしまうのです。

現在も半年に1回はフォローのために受診してもらっています。タンパク質と鉄をしっかり摂りながら、ヘアスタイルも元通りになり、元気に登校されています。

医者の8割はフェリチンの重要性を知らない

このように、フェリチンの重要性を知らない医者は少なく見積もっても、全体の8割はいると思います。先述しましたが、鉄は減っていく時にフェリチンからまず減ります。次に血清鉄、次にヘモグロビンが減っていきます。

分子栄養学を知らない医者はヘモグロビンが減ってはじめて、「鉄が足りない」と言います。フェリチンが少ないことが問題であるということを知らないのです。

患者さんのなかにも、それで抵抗を示す方もいます。「フェリチンって何ですか？」とか、「私は貧血を指摘されたことは一度もありません」という方もいらっしゃいますが、当院は藤川メソッドを実践していることをホームページにも書いていますので、理解してくださる方は半数以上います。

よくなった患者さんの家族や友人の方の口コミで来院されることも多いです。そういう方は最初からご理解くださっているので、プロテインやサプリメントも抵抗なく受け入れていただけます。

とはいえ、たまにですが、サプリメントをあれもこれも飲み過ぎているケースもあります。プロテインもそこそこに、巷でいいといわれている他の健康食品も一緒にどれもこれもと飲んでいる人もいます。それで調子が悪くなるようではいけません。

藤川メソッドはまずタンパク質を満たして、そのうえでサプリメントを摂るように指導されます。当院でも、まず大事なものを優先的に摂るという交通整理をする時もあります。

ケース11　短期間でさまざまなうつ症状が改善

50代後半の女性Gさんは、うつ症状に悩んでいました。イライラする、喉がつかえる感じがする、手が震える、疲れがとれない、胸が苦しくなる、などの症状があります。

過敏性腸症候群もつらいそうです。

これは腸が、精神的ストレスや自律神経失調などが原因で刺激に敏感になって、便通異常が起きる病気です。Gさんは便秘と下痢を数日ごとに繰り返す症状でした。

原因としてはお子さんとの関係がうまくいっていない、ということがあるようです。「いなくなってしまえばいいのに」などと思ってしまうこともある。職場での人間関係もストレスを感じることが多いそうです。

高タンパク/低糖質食、プロテイン20g×2回を指導しました。

1週間後再診。プロテインは規定量を飲んでいます。症状はあまり変わりませんでした。フェリチンは51・6と低いです。

鉄剤フェルム1錠、ESポリタミンを4g処方しました。

ESポリタミンというのは、プロテインと一緒に使うと相乗効果が高まるという必須アミノ酸サプリＥＡＡの処方薬です。

1カ月後、過敏性腸症候群は少し改善してきたそうです。身体が震えることがなくなってきて、イライラや喉のつまりも減ってきました。

胸がギュッと痛くなるという症状は、実は15年以上も続いていたということでしたが、だいぶ和らいできたそうです。

1カ月後、倦怠感がだいぶ取れてきました。腸もほぼ症状が抑えられています。

プロテイン20ｇ×２回がおいしく飲めているとのこと。患者さんのなかには「プロテインが飲めない」「おいしくない」という反応も少なくないので、おいしく飲めている人がいると助かります。ナイアシンアミド５００×３錠で開始。ビタミンＢ50×３錠、ビタミンＣ１０００×３錠も追加しました。

1カ月後、胸の痛みがまったくなくなり、喉のつまりも減りました。

さらに1カ月後、フェリチンが１７１・１まで上がったので、鉄剤のフェルムは中止。同じ月の下旬の診察では、症状はまったくなくなり、定期的な通院は終了。以降は数カ月ごとの診療としました。

初診時には、これだけ多様な症状が出ていたにもかかわらず、４カ月で治療終了となりました。

カウンセリングよりも先に栄養を

Ｇさんはその後、家族との接し方も落ち着いたものとなりました。以前は家族が不安定になると、自分も巻き込まれてしまってヘトヘトだったようです。60歳を迎える前に、心身ともに元気になり、定年後の第二の人生も充実させていけるのではないかと思います。

このような家庭状況の場合、カウンセリングで対処するケースは多いと思います。しかし、まずすべきは体の状態を栄養によって整えること。そうすればおのずと落ち着いた対応ができて、事態も好転する見込みがあります。少なくとも以前、感じていた職場のストレスはまったく消失したということでした。

Ｇさんは、カウンセリングがなくても自分で対応していけるようになりました。お子さんがどのように荒れても、落ち着いて対応できるようになったのです。お子さんは当院を受診していないので正確な症状はわかりませんが、母親であるＧさんが変化することで、時間はかかるかもしれませんが、きっと変わっていくことができるでしょう。

適切な接し方にこだわらなくていい

子どもに対して、イライラしていると適切な対応ができなくなる。自分が落ち着いたら適切な対応ができる。では、どのような対応・接し方をするのがよいのでしょうか。

子育て指南や人間関係指南の本も数多く出ていて「このような時はこう対応する」というさまざまなアドバイスがあります。

些細な行き違いで「私があんな言い方をしたのが悪かったのかも」と気に病む人は多いものです。ただ、誤解を恐れずにいえば、「適切な対応」というものはありません。

適切な接し方のアドバイス通りにするというより、仮にどこか不適切なところがあっても、そこに「母の愛」をお子さんが感じることができれば、それでいいのです。

母の愛、これをお母さん自身が取り戻す。ご自分の不調が重くなり、子どもも思い通りにならない時、母親自身が子どもに対しての愛を見失ってしまうこともあります。

そのような状態で、教科書通りの適切な接し方をしたとしても、子どもはその言動の奥にあるものに敏感に反応するので、うまくいきません。

ですから、まずはお母さんが元気になること。ご自分の心のなかにある温かいものをさらに温めて、自然に接していけばよいでしょう。

そうすると結果、家庭内も変わります。家庭内でいえば、やはり母親の存在は重要で、お母さんがニコニコしていれば、全体が明るくなります。

母親の存在が大事、というと「子育ての責任を母親だけに押し付けるのか」「子どもの問題行動は母親の責任だというのか」など、現代のジェンダー論者からはご指摘を受けるかもしれません。そうではなく、むしろ家事や育児の負担が母親だけに圧し掛かり、不満や悩みが強くなるようではいけないという意味です。家事や育児は家族で分担したほうがいいということはいえるでしょう。


さて、Gさんはご自分の症状がなくなってから、改めて子どもと向き合わなくてはいけないと気づくことになります。それが「60歳うつ」の課題ともいえます。

栄養で症状はよくなる。その後「どう生きるか」「どう対峙するか」という課題が浮き彫りになるのです。ご家族とも正面から向き合う、そうした勇気が必要になってくるでしょう。家庭のなかでの長年の問題、わだかまり。和解をしたい相手がいるなら、それも60歳ならまだ間に合います。この転換期を逃さず、向き合ってみてください。

精神症状にも栄養療法の出番

さて、カウンセリング室で「死にたい」「殺したい」という言葉が聞かれることは珍しいことではありません。若年層のリストカットや大量服薬などの行動は、一時期よりも少なくなったとはいえ、現在もあります。

精神科症状にも流行のようなものがあり、似たような行動や症状があちこちで起こることは珍しくありません。最近になって増えているのは、軽い乖離《かいり》症状です。

乖離というのは、自分が何をしているのかわからなくなる、昨日したことも思い出せなくなるなど、自分と外界が切り離されてしまう感覚のことです。

そうした「症状の流行」はなぜ起こるのか、明確な理由はわかりません。

精神科症状でいえば、実はすべての病状が軽症化してきています。統合失調症もうつ病もアルコール依存症も昔のような激しい症状は少なくなっています。

軽症化しているものの、薄く広がっているともいえます。発達障害やうつ症状、神経症のようなものまで含めると、いわゆる「普通の人」はほとんどいないといってもよいかもしれません。

であれば、現在不調を自覚している人ばかりでなく、自分は大丈夫だと思っている人も、ぜひ栄養療法を始めてみてください。変化してみて「あれは調子が悪かったのだ」と効果を実感することもあります。

ケース12 倦怠感、頭痛、動悸、下痢

50代後半の女性Lさんは、感情の起伏がある夫の暴言に悩んでいました。また、10代後半の子どもに発達障害があり、日々の生活も大変。倦怠感、頭痛、動悸、下痢が治らず、何事にも集中できない状態が続いています。

高タンパク/低糖質食とプロテイン20g×2回を指導しました。初診時の血液検査はBUN13・2、フェリチンは89・7でした。

1カ月後の再診。まだあまり調子は上がっていないようです。プロテインは飲めていたので、鉄剤フェルムを処方。さらに1カ月後、前月よりも調子がよくなり、下痢や頭痛は気にならなくなってきたとのこと。プロテインも飲めています。

さらに1カ月後、Lさんご自身はだいぶ回復してきましたが、急に夫が暴言を吐き出して、口論になってしまった。そのせいで、動悸や頭痛などがぶり返してしまいました。

翌月の受診時には、夫とのことは「いつものことです」と立ち直っていました。また、お子さんも受診させたいとも話されていました。

ＢＵＮは少し上がり、フェリチンが１５０を超えたので、いったん鉄剤フェルムを中止し、キレート鉄のサプリを始めました。

その2カ月後、Ｌさんの症状はほぼ落ち着いてきました。夫とも3カ月前の口論以降は、普通に接することができています。お子さんの調子もよいとのこと。

そこから3カ月後、症状はすべて治まり、家族との関係も落ち着いていたので、治療終了となりました。

結局、お子さんは受診されないままでしたが、母親であるＬさんの状態が落ち着いたため、ご家族との関係も改善した様子です。

この症例からも、母親が変わることで、家族の関係がよくなってきたということがわかります。夫にプロテインを飲んでもらえたら、さらによかったのですが、人の話に耳を貸さないタイプのようで、そこは難しかったとのことです。

ケース13　長年のうつ状態が数カ月で改善

60歳になった女性Iさんは、夫との関係がうまくいかず悩みが深くなり、5年前からうつ症状が出ていました。成人した子どもがまったく連絡をよこさず、心配が募っていることが症状に拍車をかけてしまいました。

不眠があり、朝起きるのが憂鬱で、目覚めると涙が出てくる。2カ月前まで他の精神科で抗うつ薬のサインバルタ、リーマスを処方されていました。しかし、あまり症状が改善しないので通院を止めてしまったそうです。

Iさんは当院を受診される1週間前から、プロテイン20g×1回、そしてサプリメントもたくさん飲んでいました。藤川徳美先生の本を読み、当院がその栄養療法を行なっているのを知って受診されたのでした。

当院には藤川メソッドをご存じの方、すでに本を読んでプロテインとサプリメントを飲んでいる方も来院されます。ところが、なかにはあれもこれも、とたくさん飲まれている方もいて、その方に必要なものを整理するところから始まる、というケースも時々あります。

Iさんはビタミンサプリ以外の高額な健康食品も含めて、やみくもに飲み過ぎていましたので、サプリメントはいったん中止していただき、高タンパク／低糖質食、プロテイン20g×2回を指導しました。

初診時の血液検査ではフェリチンが53・1でした。60歳にしては低い数値です。そして、Iさんも軽度の甲状腺機能低下症がありました。プロテインはあらかじめ規定量を飲めており、すでに食事改善もしています。

抗うつ薬ドグマチール50㎎×1／2錠、抗不安薬メイラックス×1／4錠、鉄剤フェルム、亜鉛のプロマックDを処方。サプリメントは、マグネシウム４００とビタミンＣ１０００×３錠を開始しました。

２週間後、調子がとてもよくなってきたと喜んでいます。その間、涙が出るようなこともなかったと。やる気も出てきて、気分がすっきりしてきたとのことです。

いきなりこれだけの効果が出たとなると、読者は「嘘っぽい」と思われるかもしれませんが、本当のことです。

便秘が気になるということだったので、ビタミンＣ１０００を3錠から6錠に増量しました。

ビタミンＣはその人の必要量以上を飲むと、便が緩くなります。裏を返すと、便が緩くならない手前くらいの量が、その人に必要な量ということです。便秘が気になる人にとっては、副作用のない緩下剤の役割をしてくれます。

2カ月後、抗うつ薬ドグマチール50を2日に1回に減薬。そして、そこから2週間後、3日に1回に減量、さらに2週間後4日に1回、さらに2週間後にドグマチールを中止。BUNは24・3、フェリチンは80になりました。

甲状腺機能低下症とうつ病の関係

気がかりだった甲状腺機能も正常化。軽度だったので、プロテインと食事改善だけで治りました。

血液検査で甲状腺を調べるのは、精神状態と関連があるからです。甲状腺機能低下症になると、うつ症状が出ることがあります。ですから先に、甲状腺を治さなければなりません。

分子栄養学を知る前までは、甲状腺が悪い人には甲状腺ホルモン剤を処方していました。今はそれをしなくても、プロテインを飲むだけで治ります。余計な薬を出さずに済むというわけです。

甲状腺機能を診る血液検査の項目は「TSH」（甲状腺刺激ホルモン）とFT4（遊離サイ

ロキシン）です。甲状腺機能が低下している場合、TSHがたくさん出て、甲状腺ホルモンをもっと出せという刺激になるのです。私は初診時に必ず測るようにしています。

ナイアシンアミドを増やし、薬を減らす

さて、その1カ月後、Iさんはまた落ち込むようになってしまいました。寝つきも悪くなり、活動の意欲も湧かない、体がなまった感じがするとのこと。そこで、抗うつ薬ドグマチール50を2分の1錠、再開しました。

1カ月後には、ナイアシンアミド3錠を開始し、1週間後に6錠に増やすように指示。プロテイン10g×2回は飲めています。

その結果、うつ症状は出なくなりました。Iさんはドグマチール少量がよく効くタイプのようです。少量とはいえ向精神薬ですから、いずれは止めるために、ナイアシンアミドを始めました。

さらに1カ月後、プロテイン20gを1回でまとめて飲めるようになり、やがて20gを1日2回飲めるようになったそうです。続けて2カ月、プロテイン規定量が飲めたせいか、とても調子がいいとのこと。

ただ、フェリチンがまだ75程度なので、フェリチンが100を超えたところで、おそらく抗うつ薬ドグマチールは不要になるでしょう。

5年間も家族の問題でうつ状態が続いていましたが、栄養療法によって半年ほどでよくなりました。プロテインを規定量しっかり飲めたことが大きいです。

向精神薬としてはドグマチールがまだ必要ですが、栄養が大きく寄与していることは間違いありません。ドグマチールを減薬するために始めたナイアシンアミドには、安定剤の役割があります。

ご家庭の問題が解決したということはなさそうですが、Iさんのメンタルは徐々に改善しています。

ケース14　呼吸困難とめまいが3カ月で完治

50代後半の男性Mさんは、息が苦しい、めまいがするという訴えで受診されました。職場で部署異動があり、慣れないスタッフとの人間関係に疲れ気味。会社はなんとか休まずに行っています。

息が苦しいという場合、呼吸器疾患の喘息であれば、息を吐く時が苦しいのですが、Mさんは息を吸う時が苦しいとのこと。

これまで救急搬送されたこともあります。呼吸器科、耳鼻科、総合病院などで検査を行ないましたが異常は見つかりませんでした。

他院では抗不安薬マイナートランキライザーを処方されていました。飲むと呼吸は楽になるそうです。

藤川先生のクリニックで診てもらいたかったそうですが、中国地方の患者さんしか診ないため、調べて当院へ来られました。あらかじめ本を読んで、プロテイン20g×2回を開始していました。さらに高タンパク／低糖質食を指導しました。

1週間後に再診。飲まれていた薬をメイラックスに変更しました。薬の作用としては似たような種類ですが、抗不安薬のメイラックスは依存性が低いため、断薬を見据えて変更しました。プロテインは飲めています。

ビタミンB50×3錠、ビタミンC1000×3錠、ビタミンE400×2錠、ナイアシンアミド500×3錠を開始しました。

マイナートランキライザーが効いているということは、神経症の症状として呼吸困難や、めまいが起きていることになります。これは身体表現性障害とも呼ばれます。

プロテインを飲んでいたせいか、ＢＵＮは35と満たされています。フェリチンも２１０ありました。

２週間後、ナイアシンアミドを６錠に増量しました。

それから３カ月後、症状はまったくないとのこと。抗不安薬メイラックスも中止としました。

その１カ月後には、しばらく中止していたジム通いを再開。室内テニスの趣味もあり、運動することが苦痛ではないようです。後述しますが、うつ病の予防と治療に、適度な運動はとても効果的です。

プロテイン、ビタミン類もしっかり飲めており、運動もしているので、通院の必要もないと判断し終了としました。

ケース15　イライラ暴言が１カ月で消失

60歳の男性Ｊさんは、仕事中イライラして、ついキレることが多いといいます。仕事場ではさすがに暴力は出ませんが、暴言が出てしまいます。こうした症状は８年ほど前から続いているということでした。

食生活をお聞きすると、うどんやラーメンなど麺類が大好きで、ランチも夕食も麺類ばかり。食後はアイスクリームなども必ず食べていて、朝食では高級パンのような、ふわふわの白いパンを食べているとのことです。

「食生活ですか？　野菜が足りないのは自覚しています」とおっしゃいます。しかしあきらかに足りないのはタンパク質であること、糖質の摂りすぎであることを説明しました。

高タンパク／低糖質食、プロテイン10ｇ×２回を指導。初診時のフェリチンが１５５・４と、男性にしては少し低めです。

プロテインは10ｇくらいなら２回飲めるそう。うどんやラーメンは止めて定食を注文し、おかず中心に切り替えました。アイスもふわふわパンも止めて、朝に厚揚げを食べるようにしたそうです。

これはＪさんのすごいところで、普通は好物は簡単には止められないものです。しかし、「麺類やパンなどの小麦食品、甘いものは控えて」と伝えたら、きっぱりお止めになった。そうしたら「イライラしたり、落ち着きをなくしたりすることが減った」といいます。

糖質過多の食事は、食べたらすぐに血糖値が跳ね上がり、そしてすぐに下がります。このように血糖値が乱高下するとイライラしてしまうのです。タンパク質をきちんと摂るようになれば、糖質にはあまり手を出さなくなります。

2週間後、暴言を吐いたりすることはなくなりました。些細なことでカッとなることもほぼなくなったそうです。

1カ月後、イライラがまったくなくなりました。気分も爽快ということです。治療は終了となりました。

Jさんの場合、糖質制限の指導を守ってくれたことが大きく影響したと思います。プロテインの量は少なめでしたが、麺類やパン類を食べなくなったため、気分が安定したと思われます。

8年前から続いた症状が、食事を変えただけで、向精神薬も使わずに治ったことで、食事がいかに大切なのかがわかります。

60歳は定年後に再就職されるか、地域活動をされるかなど、新たな活動に向かわれるタイミングです。イライラや暴言などの症状があると、良好な人間関係を築けなくなります。

60歳以降を豊かにするのは、スキルや社会的地位だけではなく、人間関係だと思いますので、このタイミングで食事内容の改善やプロテイン・サプリメントの摂取に取り組んだことは、大きな糧になるでしょう。

ケース16　不眠・不安・気分の落ち込み

50代半ばの女性Kさんは、不眠、不安、気分の落ち込みなど典型的なうつ症状に悩まされていました。ちょっとしたことで涙がポロポロ出てきてドーンと落ち込んでしまうそうです。30代くらいから偏頭痛もあり、その痛みにもたびたび襲われます。一日中寝込む時もあるとのこと。自宅でピアノの先生をしていますが、生徒さんはさほど多くはないので、なんとか続けられています。

高タンパク／低糖質食、プロテイン規定量を指導し、抗うつ薬ジェイゾロフト25㎎×1錠、抗うつ薬ドグマチール×1錠、抗不安薬メイラックス×1／2錠を処方しました。

初診時の血液検査ではＢＵＮ10・1と低値でした。フェリチンが78・2と、こちらも低い。ところが、10日後の再診では、「落ち着いて過ごしている」というのです。これほど早く改善するのかと、栄養療法の力に私のほうが驚きました。

フェリチンが低かったので鉄剤フェルムを1錠処方しました。

翌月も、症状はまったくないそうです。プロテインは15ｇから20ｇを1日に飲んでいます。

3カ月後、BUN17・3、フェリチン160に上がったので、鉄剤フェルムは中止しました。引き続き調子はよいとのこと。プロテインは20g×1回を飲んでいたので、10g×2回で飲むように指導。症状はまったく出ていませんが、減薬のためにビタミンCとビタミンEを始めました。

減薬は、いつも通り順番に止めていきます。

まず抗不安薬メイラックスを減薬し、メイラックスを中止。抗うつ薬ドグマチールを減薬し、ドグマチールを中止。フェリチンが少し下がって55・6になったので、抗うつ薬ジェイゾロフトを減薬し、鉄剤フェルムを再開。その後、ジェイゾロフトを中止。減薬を始めて4カ月ほどで中止できました。

この3種の組み合わせなら、患者さんにとって負担なく、依存症などなく、減薬していくことができます。これで向精神薬を全部止めたことになります。

Kさんはその後も定期的に受診されていました。調子がよい日が続きます。

プロテインは1日2回飲むようにと指導するのですが、プロテイン20g×1回という飲み方はなかなか改まりません。

そうこうしているうちに、フェリチンが２０８に上がったので、再び鉄剤フェルムを中止。何も鉄を飲まないとまた下がるおそれがあるので、キレート鉄のサプリメントであるＮｏｗアイアンを３日に１錠しばらく飲んでいただくことにして、その後は４日に１錠のペースで飲んでいただきました。

プロテインはどうしても１日に１回しか飲めないそうですが、症状もまったくなく、向精神薬もすべて断薬できたので、定期的な通院は終了しました。

向精神薬も処方しながらの治療だったので、症状はすぐに消えました。とはいえ、通常は薬だけで簡単に改善するものでもありません。これだけスムーズな経過を示したのは、やはりプロテインを飲んでいたおかげでしょう。

Ｋさんの場合は、タンパク質と鉄、ビタミン類だけでも症状をなくす効果はあったと思いますが、ご本人が「いずれ断薬できるのであれば、まずは薬を飲みながら治したい」ということだったので、処方しました。

プロテインは２回に分けて飲むほうがよいと藤川先生は強調されていますが、かたくなに１回の人、面倒くさいという人、つい忘れてしまうという人は、当院でもいらっしゃいます。

うまく生活習慣のなかに組み込んで、日々の習慣として続けられるようがんばってほしいものです。

第3章 生活習慣と回復後の生き方

運動と太陽光は「無料の万能薬」

前章までは症例をご紹介しながら、藤川メソッドの実践について述べてきました。

この章では、栄養療法と併せて実践できる、運動療法や生活習慣のアドバイスをしていきます。

本章の後半では、うつの症状が改善してからの「どう生きたらいいのかわからない」という問いに対する一つの回答を試みます。老いのロールモデルなき時代に、オリジナルな生き方を形づくっていただくヒントにしていただければ幸いです。

さて、まずは運動について。

うつを治していきたい人は藤川メソッドに運動療法を組み合わせると、改善率はさらに上がります。

特に60歳前後の人は、体力を維持していくためにも運動は不可欠です。

とはいえ、うつ病はエネルギーが低下している状態。動く気力も出ないというのが正直なところでしょう。でも、スポーツジムに通うなどの特別なことは不要です。

ブラブラと少し歩く、ということから始めてみてください。それに、食事改善とプロテインの摂取を続けていただけたら、まったく動けないというような状況からは脱することが早くなると思います。

うつを治療するという目的なら毎日30分、少なくとも15分は何らかの運動をしましょう。朝の時間帯に公園や街路樹沿いに歩くのがおすすめですが、昼休みや通勤中でも構いません。

運動と並んで大切なのが、後述する「太陽の光」の活用です。

日照時間が少ない冬場に、季節性のうつ病を発症しやすくなるのはよく知られていますが、それだけうつの治療に光は大切だということです。

運動をするのも太陽光を浴びるのも、いわば「無料の万能薬」です。使わない手はありません。

これに加えて、きれいな水と空気も大切です。こちらはこだわると多少の費用はかかりますが、最小限の費用で最大効果を出せるうつ改善策を後ほどご紹介します。

スロージョギングのやり方

以前からやりたいと思っていたスポーツがある人はそれをされるといいでしょう。特にない人には、スロージョギングをおすすめします。これは元福岡大学名誉教授の故・田中宏暁先生が提唱されたジョギング法です。

やり方は簡単。息の切れない程度に、ゆっくり走るのです。歩くのではなく、ゆっくり走る。体のどの部位にも負担がかからないスピードでゆっくり走ります。歩くよりも遅くなることもあり、ウォーキングをしている人に追い越されることもあるくらいです。

目線は下を向かず、前方を見ます。背筋を伸ばし、着地はかかとからではなく、フォアフット（足の指の付け根と土踏まずの間の、少し盛り上がっている部分）で着地します。1本線の上を走るイメージではなく、足幅を楽に広げて、右足と左足をそれぞれ2本のレールの上に乗せるようなイメージです。

体のどこにも負担がかからないように、ゆっくり走ってください。とにかく無理をしないことがコツ。これを1日30分できればベストですが、最初のうちは1分でも5分でも構いませんから、続けることが大事です。

毎日でなくても、週に3日とか4日とか、継続するリズムを作ってください。

インターバル速歩のやり方

もう一つおすすめするのが、信州大学などが中心となって開発された、インターバル速歩です。これは3分間ゆっくり歩いたあと、3分間はサッサと歩き、次の3分間はまたゆっくり、というリズムを30分程度繰り返して歩くウォーキング法。ゆっくり歩きをする時は、疲れを洗い流すようなイメージで歩くとよいです。うつ病の克服にとても効果があります。

視線は前を見て背筋を伸ばした姿勢を保ちます。足はできるだけ大股を意識して踏み出し、かかとで着地。

ひじは90度に曲げて腕を前後に大きく振ります。

速歩のスピードは「ややきつい」と感じる程度で行ないます。3分間の「速歩（さっさか歩き）」と3分間の「ゆっくり歩き」を1セットとし、1日5セット以上、週4日以上を目標にします。

1日の早歩きの合計が15分になればよいので、「1週間で早歩きを60分以上」を目標とします。ともかく自分にとって一番楽な方法で。しんどければ短くても大丈夫。平日に時間がとれない場合は土曜日に早歩き30分、日曜日に早歩き30分を行なうのでもOKです。

スロージョギングとインターバル速歩、どちらでも構いませんし、1週間ごとに交互に行なう患者さんもいました。その方はたちまち回復されました。勤務医時代、栄養療法を始める前の患者さんですが、運動療法が著効する場合もありました。

運動療法は全身的な健康効果があります。だからこそ、うつ病に効果があるのです。うつ病はある意味で全身の病だからです。

とにかく、ブラブラ歩くということからでも構いませんし、少しずつで結構ですので、ぜひ何らかの運動を始めてみてください。

もちろん、重いうつ病の場合は、運動どころではないので、栄養療法を行ないつつ、休息を優先させてください。

太陽の光はうつ病にダイレクトな効果

運動以外では太陽の光です。日光の恩恵を言い出すと、あらゆる生きとし生けるものが太陽エネルギーを受けて、この世界に生まれ出て育っているわけなので、そもそも論になってしまいますが、いずれにせよ太陽の光はうつ病の改善にダイレクトな効果があります。

とりわけ朝の日光を浴びることは、うつ気味の人の一日を快適なものにしてくれます。

暗くて寒い日が多い北欧のフィンランドやノルウェーでは、朝から強い電灯の光を浴びて、うつ病の予防や治療をするライトセラピー（光療法）が行なわれているくらいです。

セラピー用の人工的な光でも構いませんが、やはり天然の太陽光に勝るものはありません。

なぜ、うつ病の人が太陽の光に当たることが大事なのか。それは、セロトニンという脳内の神経伝達物質が、太陽の光を浴びることで合成されるからです。

セロトニンは精神を安定させたり、不安や恐怖を和らげたりする作用があり、幸福感を高める働きがあります。ストレスが軽減されることで、うつ病や自律神経失調症の予防となるのです。

セロトニンを増やすには日光浴が効果的です。セロトニンをつくる神経は、網膜が光を感じることで活性化します。特に太陽光のような強い光を浴びると、セロトニンが分泌されやすくなります。

セロトニン合成を活性化させるには、２５００〜３０００ルクスほどの強さの光が必要ですが、太陽の光は曇りの日でも1万ルクス程度あります。一般的な家庭用の蛍光灯は500ルクス程度なので、セロトニン合成が活性化するまでには至りません。

また、昼間に太陽の光をしっかり浴びてセロトニンの分泌量が多いほど、夜間の睡眠の質が向上します。

なぜなら、メラトニンという睡眠を司るホルモンがしっかり分泌されるからです。このメラトニンはセロトニンから作られるため、昼間のセロトニン分泌が少ないと、メラトニンの量も少なくなり、不眠の症状も出やすくなります。

セロトニンの材料は、アミノ酸のトリプトファンです。タンパク質を摂って日光に当たり、セロトニンを増やしてメラトニンを分泌させることで、精神の安定と睡眠の質の向上が図れるというわけです。

効果的な日光浴のやり方

朝からスロージョギングやインターバル速歩ができればいいですが、無理はしなくてよいので、朝日を浴びながらの短時間の散歩はぜひ実行してみてください。

真夏や真冬は厳しいかもしれませんが、できるだけ肌を露出して日光に当たることで、体内ではセロトニンの分泌、そしてビタミンＤの合成が行なわれます。

60歳以降の人は特に、胸の上あたりにある「胸腺」を日光に当てることをおすすめします。胸腺は免疫力に関わるＴ細胞などを作る部位ですが、加齢に伴って脂肪化してしまうことで、機能が衰えてしまいます。

しかし、日光を当てることで活性化し、機能がよみがえり、免疫力アップにつながるのです。15分でも結構ですので、胸元が大きめに開いた白っぽい服（黒い服は光を吸収してしまいます）で日光浴、あるいは日差しのなかの散歩をしてみてください。

本当のことをいうと、真っ裸でお天道様の恵みを浴びるのがもっとも効果的です。もちろん屋外では違法ですからできませんけれども、海外にはヌーディストビーチなるものがありますが、あれは健康法としてとても理にかなっているものです。

外に出られない時は、窓越しでもいいので、日光浴を試みてください。一日中室内で過ごすのなら、昼間は窓際にいるようにしましょう。

もう一つ、日光浴のコツとしては、太陽の光の恵みを目から取り入れるということです。当然ながら目を開けたまま太陽を見てはいけません。目を閉じてお天道様の方向に数分間でよいので顔を向けることで、目からも太陽のエネルギーを取り入れることができるのです。

光刺激が網膜から入ることによって、セロトニン合成が始まることは明らかになっていますが、太陽光は脳のエネルギーにもなっており、他にもお天道様の恩恵は確実にあると思います。

顔に日差しを浴びるなど、特に女性は日焼けを気にして抵抗があるかもしれません。しかし、近年は紫外線対策のしすぎで、ビタミンD不足に陥っているというデータもあります。何らかの皮膚病や紫外線を避けなければならない病気でない限り、あまり気にしなくてもよいのではないでしょうか。

森林公園などの芝生の上でゴロゴロと、うつぶせになったり仰向けになったりしてまんべんなく体を日に当てることは、天然かつ最上の光療法だといえるでしょう。

0・1%の塩水を1日2リットル飲む

運動療法、そして日光、水、空気の質は大切であると書きましたが、水と空気についても少し触れておきたいと思います。

運動と日光ほど、うつ病改善にダイレクトで素早い効果はないかもしれませんが、全身的に健康になるという意味では、良質の水と空気は大切です。悪い水や空気は、じわじわと体を蝕《むしば》んでいくのです。

とはいえ、水と空気の質について言及するとキリがありません。

飲み水は、ペットボトルのミネラルウォーターにしているという人も多いと思いますが、雑菌が繁殖しやすいので、開栓したらできるだけ24時間以内に飲み切ってください。

また、何らかの浄水器を利用している方も多いと思いますが、銀イオンで殺菌するタイプのものは、避けるようにしましょう。かえって有害です。活性炭の浄水器をおすすめします。

世界基準でみれば、日本の水道水の水質は、まだよいようですが、何もしていないという方は、水道水にビタミンＣの粉末を少量入れるとよいでしょう。塩素が中和されます。ビタミンＣの粉末は、とても安価ですので、経済的にも助かります。

水は１日２リットル飲みましょう、という健康法や美容法がありますが、普通の水を飲んでいたのでは、あまり効果はありません。

飲む水は０・１％の塩水にしてください。例えば、２リットルの水なら塩は２ｇ（目安としては計量スプーン小さじ半分程度）。

これは経口補水液やイオン飲料などの塩分濃度と同じですが、市販のイオン飲料などには糖分も多く含まれており、それればかり飲むと糖質の摂りすぎになってしまいます。良質の水に自然塩（海水塩、岩塩など）を溶かして自作したものを飲むとよいでしょう。

0・1%塩水を飲めば、水分が細胞内にスムーズに入っていきます。真水を飲んでも細胞内に浸透しにくいのです。がぶがぶ飲んでいるのに、細胞に水が浸透していないと、結局は乾燥体質になってしまいます。

乾燥はお肌がカサカサしたり、脱水症状の危険が高まったり、いいことはありません。そればかりか、「すべての病は体の乾燥からくる」という考え方もあるほどです。食事も極端な減塩は避けたほうがよいのは言うまでもありません。

昔よりも熱中症が増えた理由は、気候変動による気温の上昇はもちろんありますが、細胞内に水が行き届いていない、ということもあると私は考えています。

いずれにしろ、0・1%塩水を飲み続けたら、少しずつ元気になっていきます。2リットルが目安ですが、必要な量は人それぞれですので、ご自分で体調を観察しながら、「まずはいつもより多め」を意識して始めてください。

川沿いや海辺で散策ウォーキング

いい空気については、自然が多い環境で暮らしている人はそれで問題はないと思います。しかし、そうではない人も多いでしょうから、やはり空気の質にも気を配ることは大切であることをお伝えしておきたいと思います。

「空気も買う時代」だということで、私もおすすめしたい空気清浄機器はありますが、費用もかかりますので、今回は無料でできることをご紹介したいと思います。

それは、できるだけ自然があるところを歩く、そこで深呼吸をするということです。都市であっても公園や神社、川べりなど自然を感じられる場所はあるでしょう。そこを定期的に訪れて時間を過ごしてみてください。

特におすすめするのは、水辺を散歩することです。川のせせらぎが感じられる場所ならベター。滝や海があれば最高です。個人的には潮風でベタベタするのが好きではないので川や滝など淡水のほうを好みますが、ご自分の心と体をよく観察して、「好きな場所」を見つけることも大切です。

止めたいと思っている生活習慣

おすすめの生活習慣について述べましたが、一方で止めたほうがいい生活習慣もあるでしょう。それは何かというと「自分が止めたいと思っている生活習慣」です。

例えば、タバコを止めたいと思っているけれど止められない。そのストレスがよくありません。そういう場合はがんばって止めることが大事です。

とはいえ、もし「気持ちよくタバコを吸っているので、そこまで止めたいとは思っていない」ということであれば、無理して止めることはないと考えています。

お酒についても同様です。適度な量を気持ちよく、休肝日も設けて飲んでいるのであれば、無理して止める必要はないのではないでしょうか。

当然ながら、COPD（慢性閉塞性肺疾患）やアルコール依存症の場合は別問題で、もちろん止めたほうがよいですし、難しい場合は何らかのサポートを得てでも止めるべきです。

ご自分で体調をコントロールできている限りにおいては、一概に止めたほうがいいとは思いません。ご自分の体の声をよく聞いて、判断してみてください。

自分の体の声を聞くということ

うつになりやすい人というのは、そうでない人よりも繊細な人です。

ですから、何でもないようなことに思えますが、運動や日光、水、空気などの当たり前の環境を整えて、下支えをしていくことは、とても重要なことなのです。

また、繊細だからこそ、「自分の体の声を聞く」という力をつけていってほしいと思います。どのような治療を選択するにせよ、ご自分の心身の状態をよく観察できることは何よりも大事だからです。

「体の声を聞く」とは、自分の心身の状態を観察するとか、自分で自分の調子をつかむといった感じです。

例えば、数字だけにとらわれないこともその一つです。

血圧やコレステロール値など、基準値そのものが当てにならないということもあります。し、ＢＵＮやフェリチンも数字だけがすべてではありません。

当院でもこれらを測定して治療方針を決めていますが、フェリチンが少ししか上がらなかったとしても、症状はすっかり消失したというケースもあり、数字だけがすべてではないと考えています。

医学的な検査もどんどん進化しています。

画像診断技術のＭＲＩが出てきた時は、その精緻さに驚いたものでしたが、現在はＰＥＴ

など、より進んだ技術が出現しています。

しかし、これらは現状で最先端であっても、100年後、あるいは1000年後には「当時はこんな未熟な技術だった」でしかないでしょう。「エビデンスを示せ」と鬼の首を取ったようにいわれることも、現時点での医学や科学的根拠でしかないわけですから、未来の新発見でどのように覆るかもわかりません。


つまりは、どんなに精密な機械で検査したり、血液検査の評価に照らし合わせたりしても、自分の体のことがすべて把握できるわけではないのです。

ですから、ご自分の感覚や勘を磨くことを気に留めていただきたい。体の声を聞く、これは自然のリズムに沿って暮らしていた昔の日本人なら得意であったと思います。

しかし、何でも数字で判断しようとする科学盲信の時代になって、苦手になってしまいました。その能力を再び取り戻さなくてはいけないと思っています。iPS細胞の研究で知られる山中伸弥先生の言葉の通り、「われわれは、人体の神秘の1%をも理解していない」のですから。

知識と感覚の両方が大事

体の声を聞く力、これは、藤川メソッドをご自分で実践される場合も、とても必要な力です。プロテインを飲み始めると、すぐに調子がよくなる人がいる一方で、胃がムカムカするとか、お腹が張っている感じがするとか、便秘や下痢になるとか、一見よくない反応が起きることもあります。

しかし、これはこれまでのタンパク質不足のせいで起きることが多いのです。特にタンパク質不足による消化吸収力の衰えが、プロテインでムカムカする、という反応として出てきます。

こうした場合に体の声を聞くということは、「これまでタンパク質不足だったから」と理解し、「少しずつから慣らしていこう」と実践方法を工夫していくことです。そうしていくうちに2～3カ月で体調は変わっていきます。

栄養療法であれば少なくとも3カ月間は、じっくりとご自分の体を観察しながら続ける必要があります。

それも「体の声を聞く」ということの一環です。しっかり勉強をして、体の声を聞きながら、自分に合った方法を見つけていくことが大事です。

これは藤川徳美先生が強調なさっている「健康自主管理」にも通じます。自分の体のことを医者任せにしてはいけないこと、それはすなわち、現代で常識とされる医学の知識を鵜呑みにしてはいけないということです。患者さんは多くの情報から自分に適していると思われる方法を選び取り、実践し、健康を自分で管理しないといけないということです。

知識と感覚の両方が大事です。

藤川先生はその助けとなるように著書を刊行されたり、SNSで発信されたりと、新しい知見を惜しげもなく提供してくださっています。そして「医者を利用しなさい」とも。こうしたポリシーは、従来の精神科医とクライアントとの関係性にも一石を投じています。

「命を救っていただいた者です」という手紙

8年ほど前、私が若い頃、高知医大で診ていた患者さんから「先生に命を救っていただいた者です」とお手紙をいただいたことがあります。当時の患者さん同士で交流もあるらしく、他のみなさんの様子もわかりました。

懐かしい患者さんからのお手紙、本来だったらとてもうれしいことです。しかし、手紙の主は、ご年齢のせいもあるでしょうが、大病を患っていらっしゃいました。そればかりか、他の方々もみなさん全員が身体の病気に罹っていたのです。

ここまで長生きができて、というお礼だったのですが、私はショックを受けました。みなさん、精神の病で死ぬことはなかったかもしれませんが、身体はボロボロの状態だったのです。それはおそらく、向精神薬を何十年も飲み続けてきたことも影響しているのではないかと思います。

私は命を救ったのでしょうか。もしかしたら、命を削ったのではないでしょうか。

こうした向精神薬を使うことによる弊害は、医者になってほどなくして気がついたからこそ、ユング心理学に向かったのです。そして60歳を前に、分子栄養学、藤川メソッドを知ることができました。

罪滅ぼしといっては大仰に聞こえてしまうかもしれませんが、本当の意味で患者さんの命を救う結果になるように精進したいと、改めて心に期しています。

精神科医療の奇妙な文化

当時の私のような若輩者の医者であっても、懐かしく感じてお手紙をくださるように、精神科医は患者さんの支えになっています。私がいい人という意味ではなく、精神科医はいい人が、感じのいい人が多いのです。

診療分野の性質上、患者さんの生活や心の動きに分け入っていきます。感じの悪い人には入ってきてほしくないですから、感じのいい人が多いのは当然でしょう。

また、投薬やカウンセリングなどを通して、時間をかけて患者さんを支えている、というような感覚もあります。

支えているような気分になれる、というと皮肉でしょうか。

患者さんのほうでも、精神科医は優しく接してくれる、精神科医に支えてもらっている、人生を共に歩んでくれている、という感覚はあると思います。

例えば、同じ精神科医でも、5分間診療ではなく長く話を聞いてあげる医者もいます。そうすると、「本当にあの先生はよく聞いてくださるし、支えてくださる」となります。

しかし、その関係性はある真実を見逃しています。こうした寄り添う診療で、知らず知らずのうちに、依存させてしまっているということがあるのです。

医者のほうは、頼られると、何かやれている気になりがちですが、そもそも頼られてはダメなのです。

優しくて感じのいいお医者さんが聖人に見える人もいるでしょう。でも私は時々、そんな人が半分、悪魔に見えることもあります。

やはり健康自主管理。患者さんが、自分で人生を切り拓いていく。その「助け」以上のものになっては、だめなのだと思います。

そうすると、精神科医は孤独に苛《さいな》まれるでしょう。何しろ、患者さんと共に歩むことを拒むわけですから。つまり、孤独に耐える力が、精神科医に要求されることになります。

私の師匠の一人、アドルフ・グッゲンビュール＝クレイグ博士が、「我々の分析家という仕事は、売春婦の仕事に似ている」と発言したもので、轟々たる非難を浴びました。ですが、それは的を射ていると思います。

分析家のみならず、精神科医は、患者と友人でもなければ、恋人同士でもない、夫婦でもなければ、家族でもない。使い捨てにされることを厭《いと》っては、だめなのです。いやむしろ、積極的に使い捨てにされる仕事であることを、引き受けるべきなのです。

脱線しますが、グッゲンビュール先生は、とても変わり者、かつ、賢者でした。私は、「ゴッキンゲルゲル・ゴキ博士」をSNS上では名乗っていますが、これは「グッゲンビュール」からとったものです。

当院はだいたい2〜3週間待ちです。藤川先生のふじかわ心療内科クリニックもそれくらい。でも半年待ちとか、下手したら1年待ちのクリニックもあります。新患をとらないところもあります。ずっと薬をもらいに、ずっとカウンセリングに、既存の患者さんが通うからです。そういうところは得てして「高評価」であったりします。

本来だったら、診察をして治療をしたら治って、どんどん患者さんが入れ替わっていくことのほうがよいことであるはず。しかし、この「高評価」の空間に通ううちに、60歳の転機を自分の問題として真正面から捉えるとか、自分の人生についてもう一度考えるとか、そういう大事なことに気がつかないままになってしまいます。

一応、口では「自分のことをしっかり見つめて、がんばっていきましょう」というようなことは言うでしょう。でも、薬に依存しながらではそれは無理なのです。

医者は、「1剤くらいだったらいいだろう」「これくらいなら問題ないだろう」と考えます。患者さんは、「ほんのちょっとしか飲んでないし、あの先生はいい先生だから」と、それですべて完結してしまいます。製薬会社も大満足です。新しい知見も、本質的な視点も、入り込む余地がありません。

心理療法は治す（症状をとる）力が弱い

そもそも私は30年にわたって、ユング心理学を勉強し、カウンセリングもしてきましたが、日本には心理療法を本格的に学んだ医者さえ少ないのが現状です。

普通の精神科医となるには、３年も修業したら一人前となって開業できます。他の診療科では考えられません。他の診療科ならば、最低でも10年ほどは修業が必要ではないでしょうか。

しかし、30年勉強してきたユング心理学ですら、症状をとるという点に関しては、分子栄養学に大きく劣ります。分析家の仕事は、症状をとるだけではなく、個性化（人格の成長）ということを考えますので、症状をとれないからといって、存在価値がなくなるわけではありません。しかしそれでも、体の調子がよくなるに越したことはないわけで、これからの心理療法は、分子栄養学抜きで論じてはいけないと考えています。

ユング心理学はある程度のところまで山を登りましたから、捨ててしまう気はありません。そして、分子栄養学を捨てることもおそらくありえません。なぜなら、こんなに早く患者さんがよくなる治療法は、現時点では他に見当たらないからです。

タンパク質と鉄が不足しているだけ。その他のビタミンやミネラルも必要ですが、基本はこの2つを満たすだけでも、つらい症状がなくなる人がたくさんいます。

私がこれから30年生きるとしても、これほど簡単で人様の役に立てる方法を捨てるということはないと思います。

60歳からは公的な生き方にシフトする

これからの生き方を模索している60歳はどうすればよいのでしょうか。

まず、私的な生き方から公的な生き方にシフトしていく必要があると思います。

つまり、自分のために生きることに執着する人は、その自分の突き詰め方がうまくいかなかった時に苦しむことになるでしょう。

一方、世のために、人のために残りの人生を使おうと、そういった考えにシフトしていける人は、苦しみに耐えても生き続けることが人生である、という覚悟ができるのです。

その覚悟ができていたら、苦しいに決まっているのだから、その苦しみにはすべて意味があると思える。苦しさがないと次の自分へステップアップはできないということをきっちりと自分のなかに入れている人には、自ら死を選択するという考えはないのです。

いわゆる老後の生き方について、「このように生きれば問題ない」というロールモデルはなくなってきました。ひと昔前にあった年金生活、悠々自適、毎日が日曜日、などの現実はもうありません。そのような言葉は、高度成長期の日本的雇用が生んだ一時期の幻想のなかで展開されたもの。本来は「老後」などというものはなく、文字通り「還暦」というのは人生の折り返し地点であるだけなのです。

ロールモデルなき時代、それぞれがオリジナルの第二の人生を作っていく、自らの道を切り拓いて歩いていかなくてはなりません。既存のレールはありませんから。

自分はこれでいくと「決める力」

60歳からの人生を充実させるためにもっとも大切なのは「決める力」です。「自分はこれをしていく」「この方針でいく」ということを決めること。

それはすなわち、覚悟を決めるということです。

何かやりたいことをやる、やり残した勉強をやる。それでもよいでしょう。リカレント教育、生涯学習などで学ぶという道もあるかもしれません。とはいえ、座学だけではだめで、そうした学びを糧にして、自分が何をして生きるか、ということが問われます。勉強というものは一生必要です。そしてそれは、生きるための勉強でなくてはなりません。勉強するだけでなく、さらに踏み込んで生き方を決めないことには、そこから先、ふらふらと一生迷って、終わりになってしまいます。

大体の人は20歳ごろに自分の進む道を決めて、40年を過ごしたのちに60歳になります。その時に改めて「決める」ということは、欠かすことができない重要な人生の仕事《オブス》です。60歳から「決める」時、20歳の時と比較して体力や頭の働きは衰えているかもしれません。しかし、経験と知恵があり、また、会社や子育てなどから解放され、自由度は高いはずです。

20歳から60歳までは「私的」な生き方でもいいと思います。お金も必要ですし、地位や名誉や欲望が原動力となる、ということもあるでしょう。

しかし、「60歳」になったなら、「私的」な生き方は止めて、「公」に生きることが大切になってきます。つまり、人のために生きるということです。

若い時は自分のために生きることが社会のためにもなる、という側面があったでしょう。60歳以降は、人のために生きることが、結局自分にも返ってくるという流れになるのです。

夜と朝には死と再生のリズムがある

公に生きるということは、日本の武士道の考え方とも通じます。しかし、若い時期に「武士道とは死ぬことと見つけたり」などといっても、子どもは育てないといけないし、そう簡単ではありません。

ならば60歳以降は死んでもいいというわけではもちろんありませんが、確実に死に近づいていることは確かです。それは一日一日が貴重であり、その積み重ねが人生であることに気づくということでもあります。

昼間はしっかり太陽の光を浴びて、夜眠る前に「今日はこれでよかった」と思って眠りにつくこと。大げさにいえば「これで死んでもいい」と思えるような日々の積み重なりのうえに、豊かな老後があると思うのです。

私のような凡人でも、死ぬことを前提に生きる、ということができるようになったのが「60歳」を過ぎてからです。

明治のキリスト教思想家・内村鑑三は『一日一生』という書を遺しました。また、比叡山延暦寺の千日回峰行を二度満行した酒井雄哉大阿闍梨も「一日を一生のように生きよ。明日はまた新しい人生である」と説きました。つまり、一年365回生まれ変わるという気持ちで生きるということです。

日の出があって、日没がある。昔の人はそのリズムに合わせて「死と再生」というものを感じ取っていたのかもしれません。

目指すところは、誰かに評価される生き方ではなく、死後に神様から「よくやったね」といわれるような生き方。その生き方が自分の喜びであると同時に、神様が喜ぶような生き方なのではないでしょうか。そこまでできなくても、目指すところはそうでなくてはと思っています。

60歳を過ぎてからそう決めることができたら、70歳になってから、あるいは80歳になってからその生き方ができているかもしれません。いずれにしろ、そう生きると決めなくては始まらないのです。

「ふと思うは神心」

まるで仙人のような生き方を推奨しているようで、ハードルが高くなってしまいましたが、「そんな気持ちで」ということだけでも覚えておいてください。

現実的には、定年退職したら、子どもが巣立ったら、これまでやりたいと思っていたけれどやれなかったことをやってみる、ということも素晴らしいと思います。

ある主婦の方が「家のことで忙しく、居酒屋に行ったことがないから、どんなところなのか行ってみたい」とおっしゃいました。それはもう、ぜひ行っていただきたい。それは決して私的なことではなく、ある意味で公を知るために世界を広げる勉強でもあります。

そんな好奇心をキープできていることも、60歳以降の人生には大事です。

ユング心理学では「意味のある偶然の一致＝シンクロニシティ」という概念があります。日本語で「共時性」とも訳されます。

「ふと思うは神心」という言葉もありますが、ふと思って出かけた居酒屋で、何かパッと花火が上がるような出来事があり、そこから世界が広がる、それこそがシンクロニシティの発露でしょう。

第二の人生における個性化（ユング心理学における、成長、自己実現という意味）、そして変容が起きてくることにもつながるかもしれません。

ユング心理学はやはり西洋で生まれたものであって、今の私は日本の古層に関心があり、私はユング心理学を着火点として日本の古層に導かれたような感じがあります。

ユング心理学が、自分の在り方を見つめたり、自己の変容について探求していく方法として、精神疾患を抱えていない人が夢分析、箱庭療法、アクティブイマジネーションなどを用いることは、非常に有用だと思います。ただし、繰り返しますが病気の人を治す力は弱い。時々、治ることもありますが。

いずれにせよ、60歳以降は何かしたいと思うことにも神の意志が働いているという意識を持つことも大事だと思います。

そういう気持ちで居酒屋に行けば、何かヒントをもらえる。それも神の意志として受け取り、自分の世界を広げていく。自我が決めるのではない、神心を受け止めるという感覚があれば、それはすなわち公に生きるということです。

傷を輝かせて生きるということ

ここでは、「Disfigured《ディスフィギュアド》 Hero《ヒーロー》（傷を生きる英雄）研究」と60歳以降の生き方についての考察を試みたいと思います。

Disfigured Heroとは、私がユング心理学の研鑽を経て、２０００年にたどり着いた概念です。

人を人たらしめているのは、その人が負った「傷」にあります。

ユングは「個性化（成長、自己実現）は、よほどのことがないと動き始めない」といった意味のことをいいました。

それは残念ながらその通りです。何が残念かというと、よほどのことというのは、「生涯その人を苦しめるような深い傷」のことだからです。

人は生きていれば必ず傷つき、その傷と共に生きる存在となっていきます。だからこそ、深く傷ついたがゆえにその存在が輝いているDisfigured Heroを漫画『ブラック・ジャック』の主人公に見出したのです。

作者の手塚治虫はこれでもか、これでもかというくらい、ブラック・ジャックを叩きのめし、傷を負わせます。しかし、ブラック・ジャックはそれに屈しない強さを持っている。どうしてブラック・ジャックにそういうことができたか。それは「素晴らしい医者になりたい」という思いです。そうなると決めているわけです。

そのために日々患者を助けるブラック・ジャックは、その傷を魅力にまで高めているのです。

老いも一つの傷である

人は「60歳」まで生きれば、いくつもの傷を負っているでしょう。

老いというものを一つの傷として捉えるなら、「60歳」からの生き方にもDisfigured Hero（傷を生きる英雄）という概念が当てはまるのではないかと考えます。

しかも、今の時代の60代は、日本人としての戦後の傷も集合的に背負っている世代だともいえます。

老いというのも一つの傷、個性的な傷というより、集合的な傷、逃れることができない傷だと捉えることができます。

日本は世界のなかでも先頭を切って超高齢社会に突入しました。これから他の先進国も同じ道を歩むことになります。

そういった意味で、日本人が老後の豊かな生き方を世界に示すことができるのか。これからの「60歳」以降の人の生き方が、日本人の豊かな生き方ということだけではなくて、世界を救うことにもつながると思うのです。こんな生き方があるのかと。

それは老いという傷を、魅力にまで高めることができたら、傷は必ずしもマイナスではなく、老いもマイナスのことばかりではない、豊かなものであると世界に示すことができると思います。

そうすれば、世界中が変わっていけるのです。

「60歳」以降の生き方を形づくるのは、日本人の果たすべき使命だとも思っています。

そのモデルとなる実在の人物は、今のところ思い浮かびません。

Disfigured Heroを概念化した時のブラック・ジャックがロールモデルです。

逃れることのできない傷＝老い（日々深くなる、そして死でもって完結する傷）を豊かに生きることができるということを日本人が世界にロールモデルとして示せたら、日本のみならず世界中を救うことができるのではないでしょうか。

ブラック・ジャックをロールモデルに

ブラック・ジャックという傷だらけの英雄には、キリスト教を中心とした世界思想を塗り替えるだけの潜在可能性が秘められているとも考えています。

キリスト教では、磔《はりつけ》にされて傷を負ったキリストでイメージは完成されており、傷を負ったあとのキリストのイメージというものを聖書は示していません。復活後のイメージを魅力あるものとしては描けていない。それがキリスト教における最大の弱点だと私は考えているのです。

キリスト教が他者を傷つけない宗教であるためには、自分の傷は自分で背負う姿を、「その後のキリスト」の生き方として、しっかりと示さないといけなかったのではないかと思います。

そして、その示さないといけなかった姿が、2000年の時を経て、稀代の天才・手塚治虫を通してブラック・ジャックのイメージに引き継がれたと考えています。

私のDisfigured Hero論は、壮大で、キリスト教の弱点を補完する論考でもあります。

ヒーローはみな、戦いに魅力を発揮します。

日本の物語にある座頭市、丹下左善、キャプテンハーロックなども傷を魅力にまで高めてはいるのですが、ブラック・ジャックは「人を治す」というレベルにまで傷の魅力を引き上げているのです。

これは本当に大事なイメージで、これが世界に浸透していけば、人を殺したり戦争を起こしたりするようなメカニズムも働かなくなるのではないでしょうか。

日本の高齢者は、世界のロールモデルになるくらいの生き方を示すことができる可能性を持った存在であると認識していただきたい。

それを本気で考えると、しんどい思いをしなくてはならないと思います。それは、縁側でお茶を飲んでいる、ほのぼのとした１００歳のイメージとは異なるでしょう。

討ち死にとまではいいませんが、後世の人々から「あの人もあれだけがんばった。あとに続く私たちもがんばろう」と思ってもらえたら本望ではないでしょうか。

ロールモデルがない時代だからこそ、傷を豊かに生きるブラック・ジャックの姿をロールモデルとして、これからの時代を生きていけたら、と私自身も願っているところです。

プロテインファーストの会への賛同

この章の最後にご紹介したいのが、藤川先生が提唱されている「プロテインファーストの会」のマニフェスト。これはとても納得のいくものです。ユーモアを交えたコラム風に書いてありましたが、これが実現すれば日本は変わると思います。藤川先生のご著書から引用させていただきます。

プロテインファーストの会

- 毎日卵3個を食べることを推奨する。業界に増産のための補助金を出す。
- ホエイプロテインを毎日2回飲むことを推奨する。業界に増産のための補助金を出す。
- 学校給食の牛乳をミルクプロテインに変更する。
- 学校給食に毎回卵料理を追加する。
- 全国の女子中高生にＮｏｗアイアン36㎎を配布する（**鉄不足の解消**）。
- これらの政策により、10年後に医療費を半減させる。

（藤川徳美著『お金をかけないアンチエイジング！　若さを保つ栄養メソッド』方丈社　より抜粋）

まさしく、次世代の健やかな成長のために、生産から消費の仕方、国が取り組むべき課題がコンパクトに詰まっています。

ミクロからマクロに視点を転換し、一人の人間が行なうだけでなく、みんなが藤川メソッドを実践すれば、国全体が元気になっていくでしょう。

いま、藤川メソッドで不調を治すべきなのは、わが国なのかもしれません。

第4章
私はなぜ藤川メソッドの使い手になったのか

ちょっと薬の使い方が上手い医者

あらかじめ申し上げると、本章は「わたくしごと」が中心の章となります。私がなぜ藤川メソッドの使い手となり、礼讃者となったのか。そのプロセスを改めてお伝えすることで、読者の皆様に栄養療法への関心を深めていただきたいと思います。

また、60歳でいくばくかの勇気を出して、人生を変容させた一例としてもお読みください。

駆け出しの頃の話から始めます。

高知医科大学（現 高知大学医学部）を卒業し医者になりました。当時は研修医制度が今ほどきっちりしておらず、研修数カ月で市中の病院で診察することになりました。冷汗がタラタラ流れます。目の前の患者さんが統合失調症なのか、心身症なのか、うつ病なのかの区別すらつかない。頭のなかで勉強した知識を必死で検索しながら、なんとか診療をこなしていきました。

どんな仕事でもそうですが、3年ほど経験を積むとある程度は自信がついてきます。

私はそれに輪をかけて「ものすごく薬を使うのが上手になってきた」という錯覚に陥りました。客観的にみて一定の腕はあったように思いますが、おこがましくも「私以上に薬を上手に使える人が日本にいるかな」と、やはり妄想に陥っておりました。

診察をしていると、その患者さんに使うべき薬がパッと見えてくるのです。あたかも誰かが話しかけてきてくれるがごとく、使う種類にしても量にしても、絶妙な匙加減で患者さんにマッチする処方ができたように思います。

今は錠剤をカットする機械がありますが、「8分の7錠」というようなオーダーを出すものですから、薬局ではゴリゴリとすり鉢で粉砕する作業が追加されてしまいます。薬剤師からは嫌がられていたかもしれません。

「そのような治療は止めなさい」

その頃、日本におけるユング心理学の第一人者であった河合隼雄先生とお話しする機会があり、私はそこから心理療法の道に進むことになります。

なぜ心理療法に関心を持ち、その道を進むことにしたのか。

その頃、行なっていた診療に対し、無意識の領域から「そのような治療は止めなさい」と命じられたような感覚があったのです。薬を使うのが上手いと鼻を高くしていた時期でさえ、本当の意味で自分の治療に「これでよし」と納得してはいなかったのでしょう。

薬物で症状を抑えるということは、結局のところ一時しのぎの連続でしかなく、患者さんを治しているわけではない。寛解《かんかい》状態にもっていっているだけで、治癒したとは言い難いのです。

患者さんは薬がないと生きられなくなり、医者のほうは安定した経営ができるようになる。そうした構造には、普通の神経を持った医者であれば気がつきます。さすがに私も気がついて、これではいけないと、精神療法に活路を見出したのです。

そうした折に河合隼雄先生から「私のところにきませんか」とお声がけをいただきました。高知医大ではとてもよくしていただいており、これほど働きやすい職場は他にはないだろうと思い（実際にそうだったのですが）、どうするか1年間迷いました。

高知医大を出ることとは、医局から離れるということ。すなわち根無し草になるということです。若い医者にとっては恐ろしいことで、勇気がいりました。

しかし、「ちょっと薬を使うのが上手な精神科医」でとどまりたくない、あえて困難な道をゆく、という選択をしたのです。

河合隼雄先生の夢分析で死にかける

こうして私は出身地である高知を離れ、ユング心理学を本格的に勉強すべく、関西へ赴くことになりました。

河合隼雄先生に教えを乞うというのは、自分が患者としてカウンセリングを受けるということです。近鉄西大寺にある河合先生のご自宅に2年半通い、トータルで96時間、分析（カウンセリング）を受けたことになります。

河合先生は日本におけるユング心理学の草分けであり、臨床心理学の分野では「河合隼雄の時代」ともいうべき一時代を築かれました。一般の人にとっては、文化人としての横顔が印象深いのではないでしょうか。確かに、心理学という分野を超えた哲人であり、近くにいるだけで強いオーラとエネルギーが伝わってくる、そんな方でした。

ユング派心理療法は夢分析が中心です。夢分析とは、無意識の働きを意識的に把握するための技法であり、かつ自らの夢を育むことで存在全体を変容させていく方法です。

例えば、ライオンに追いかけられている夢を見たとします。カウンセラーが「お前は何かに飢えている」とか「このライオンは何だと思う？」などと問い、クライアントが「父親かもしれません」と答えたら「では父親との関係をみていこう」というような具合に進んでいくものです（おおざっぱですが）。

しかし、私が夢を書いたノートを持っていき、それを読んでお伝えしても、河合先生は何もおっしゃいません。ほんとうに何も言葉を発しないのです。

ただ、時間だけが過ぎていきます。

今考えると、こちらから何か質問でもすればよかったのかもしれませんが、そんな気持ちにもなれませんでした。分析の時は、２人して、窓の外に広がっている田んぼを見ていました。そのきつかったこと。

すべての修業が終わったあと、これは何を意味していたのか振り返ってみました。

河合先生は、「教えるのは簡単だけれども、私の教えを超えることは難しいだろう」と思われたのではないか。「だから何も言わない。自分で自分の道を切り拓きなさい」ということを私に示してくださったのではないか。

そうおっしゃったわけではありません。でもそう受け止めました。

ただそれは、いばらの道です。例えば泳ぎ方だって、最初は習いますよね。「こうやって泳ぐよ」と誰かに教えてほしい。教えてもらえないどころか、何もおっしゃらない。まるで「物言わぬ分析」というものを確立させているかのようでした。

結局のところ、人から何か教えてもらうのではなく、自分で掴まないと何の意味もない、ということなのでしょう。

このような苦しい分析の影響としか考えられませんが、何度か死にかけたことがあります。夜中にすごく恐ろしい夢を見て、脂汗にまみれて飛び起きたら、心臓が動いていない。頸動脈も拍動が感じられない。心臓が動いていなくても一瞬は意識が働くため、「動け、動け！」と自分で心臓マッサージしたところ、動き出しました。

翌日は分析の日でしたので、河合先生に「今度こそ死ぬかと思いました」と言いましたら、先生は「ああ」とおっしゃるだけ。「大変だったね」などとは言ってくれません。

1991年から1993年にかけて、そんな苦しくも摩訶不思議な日々を送っていました。

ユング派分析家の資格を取得

その後、私はスイスのチューリッヒに渡り、ユング研究所で学びました。この時期は毎日14時間、猛勉強しました。ユング派分析家の資格を取得し、帰国してからは大学教員と精神科医、心理療法家としての日々が流れていきました。

この頃には「薬の使い方が日本一上手い」という妄想はすっかりなくなり、得意気な処方もできなくなってしまいました。

さらに、大学で講義をするようになってからは、案の定というか、「河合隼雄先生の物まね」をしている自分を発見してしまいました。

そこから試行錯誤を繰り返し2000年の6月にやっと、第3章で触れた「Disfigured Hero（傷を生きる英雄）概念」を着想しました。『ブラック・ジャック』の主人公のイメージと「Disfigured Hero」の語が交差したのです。

そこで開眼しました。ユング心理学に日本人として、ある一つの見解を付け加えた。ようやくユング派分析家として、自分らしく立てるようになっていったのです。Disfigured

Hero研究についての論考は『さまよえる狂気：精神学からの提言』（創元社）に記しており、英訳もされています。また、『人はなぜ傷つくのか：異形の自己と黒い聖痕』（講談社）で発展させました。

ご存じのように「精神医学」という言葉は古くからありますが、私はスイス留学後から新たに「精神学《サイキオロジー》」を提唱し、前掲の『さまよえる狂気：精神学からの提言』のなかで論じました。その精神学の研究では、Disfigured Hero研究を中心にいくつかの新しい概念を生み出して、ある意味で順風満帆といっていい時期でした。自分なりにやり遂げたという思いがあり、今後さらにこれを追究していこうと思っていました。

精神科医としても、日々精神の病を抱える人と対峙するなかで、患者さんの状況を改善するためには、深層心理を追究して、心の深層のあり方を変えることでしか、精神の病は治すことができないという信念を持っていました。

しかし、長年続けても、思うようには治癒率は上がりませんでした。

当時は自分の専門外の専門書、およびさまざまな一般書も読んでいました。40歳を超えてからは新しい知見を知るために、なるだけ一般書を読むようにしていたのです。

とはいえ、一般書は玉石混淆です。ある程度は参考になる本もありますが、本当にこれはすごいという知見にはなかなか出合えませんでした。

ある一冊の本との出合い。あの出合いがなかったら、もしかしたら私も60歳うつになっていたかもしれません。

藤川徳美先生の著書の衝撃

それが、2017年に59歳で出合った藤川徳美先生の『うつ・パニックは「鉄」不足が原因だった』(光文社新書)という本です。

衝撃を受けました。

日本人女性の99%は鉄不足に陥っており、心療内科でうつ病やパニック障害と診断される女性の患者さんの多くは潜在性鉄欠乏性貧血であること。もしくは、潜在性鉄欠乏性貧血が要因となってうつ病やパニック障害に進行しているケースもあること。鉄不足を解消すれば、症状が改善することが記されていました。

加えて、地球は鉄の惑星であり、生命が鉄を捕因子とする代謝から進化をしてきたこと。鉄が不足していると生きるエネルギーであるATPが生成されず、不調が起きること。鉄の充足はヘモグロビン値ではなく、タンパク質と結合して体内に蓄えられているフェリチン値で測ること、などの興味深い話が展開されていました。

もし、この本に書かれていることが本当なら大変なことです。

いえ、嘘の症例が書かれていると思ったわけではありません。著者がいうように鉄をはじめとした栄養が満たされたことが理由で、病気が改善したのは本当なのか、何か別の要因があったのではないか、という意味です。一過性の精神障害が自然に治ったということも考えられます。

とにかく、聞いたことのない話だけれど、ひょっとしたら本当かもしれない。

おそるおそる処方した鉄剤

ふーむ……、と行ったり来たり考え込んでいるところに、ＰＭＤＤ（月経前不快気分障害）のため、月経の前になると必ず希死念慮が高まってしまうという、20代前半の女性が受診されました。本に書いてある、鉄不足真っただなかの年代の女性です。

私は従来の薬物治療はいったん脇に置き、フェリチン値を測りました。すると17と低い値、これは対象患者です。

おそるおそる、処方薬の鉄剤であるフェルムを処方しました。医者は使ったことのない薬を処方する時は不安になるものです。

すると1カ月後、驚くべきことに次の月経前にはなんと、希死念慮はまったく生じなかったというのです。「ありがとうございます」とお礼の言葉までいただきました。

これは、ビギナーズラックであった、と今になって思います。食事指導もしていませんし、プロテインも飲んでいない。それでも治ったということは、この結果を糧に「栄養療法をやりなさい」と道を示されたと感じたのです（いつも天の声として感じます）。

その後も、同じような症状を抱える患者さんに鉄を処方したところ、やはり治ります。しかも、スピーディに治ります。私は「これはイカン」とばかりに、分子栄養学の勉強をさらに続けました。

なにがイカンのかというと、まだわずかではあるけれど、このような不思議な治り方をする治療法をもっと勉強し、根底から治療理論を組み立てたうえで治さないといけない、と思ったわけです。

標準的治療をはるかに越える治療効果があると感じたからです。

勤務医としてできる範囲で栄養療法を実践

勉強を始めるにあたっては、さまざまな栄養学や欧米のオーソモレキュラー本などを読み漁りましたが、やはり藤川徳美先生の著書やＳＮＳで発信される情報に勝るものはありませんでした。

とてもわかりやすく要点を絞って毎日発信してくださるので、一般の人でも自分で栄養療法が始められます。ましてや、私のような臨床経験のある医者であれば、多様な症状の患者さんにどのような治療をすればよいのかが的確にわかります。

分子栄養学自体は奥の深い学問かと思います。とはいえ、実践は藤川先生に倣《なら》うだけで充分に効果を上げることができます。当時は鉄剤を処方することくらいしかできませんでしたが、それだけでも患者さんへの効果を実感しました。

私の周囲の教員や学生、そして医師仲間にもこの治療法のことをせっせと話しました。でも、その場では「すごい治療法だ」というお顔で聞いてくれるのですが、実際に使おうとはしてくれない。なかには、ご自分の不調を改善したいからと、私に栄養療法のやり方をこっそり尋ねてくる人もいます。それはそれでいいのですが、治療法として関心を持って、患者さんに使おうとする人はいませんでした。

私は若い頃に薬物治療中心の精神医学には見切りをつけて、ユング心理学に活路を見出しました。そして、河合先生の計らいで心理系の大学に就職したわけですが、実はこの頃には心理臨床のあり方にも疑問を感じ始めていました。

向精神薬依存ほどには目立ちませんが、カウンセリングも深層心理（無意識）の声を治療に活かすレベルでないと、クライアントをカウンセリング依存にしてしまうだけではないか、と思ったのです。

カウンセラーが人生を共に歩んで支えてくれる、というと聞こえはよいですが、長期間にわたってお金を支払わなくてはいけないのはいかがなものでしょうか。

カウンセリングとは、「魚」を与えることではなく、クライアントさんに「魚の獲り方」を身につけていただくためのものです。

栄養療法が理解されないこと、心理療法教育のあり方に疑問を感じたこと。そして、勤務医という身分ではできることが限られてしまうこと。やはり自分でクリニックを開業して栄養療法を実践したほうがいい、そのほうが早く患者さんも治るのだから。そのような思いが湧き、動かされました。

それまで、自分のクリニックを持つなど、私にそんな人生の計画はありませんでした。大学の教員としての定年は70歳。当然ながらそこまで勤めるのだろうと思っていたのです。

しかし、結局は62歳で大学を早期退職しました。

そして、退職の1年前となる２０１９年4月、本格的に分子栄養学に基づいた栄養療法中心の治療を始めるために、小さな心療内科のクリニックを開業しました。プロフィール欄には、「藤川メソッドの使い手」と称して。

恐るべきスピードで治っていく

開業してからも、さらに驚きの連続でした。特に、若い患者さんたちが恐るべきスピードで回復していかれるのです。

うつ、パニック、発達障害、チック、ＰＭＳ／ＰＭＤＤ、思春期・青年期特有の希死念慮、引きこもり・不登校、起立性調節障害等々があっさりと治っていきます。

私は精神科医療の臨床の現場に長くいたので、これらの症状はそう簡単にとれるものではないことをよく知っています。回復に10年を要することもあれば、結局治らないこともしばしばあるほどです。

なかでも、もっとも驚いたのは、統合失調症の症例です。

ひどい幻聴と被害関係妄想に苦しむ若い患者さんが受診されました。いつも通りですが、食事指導とプロテインを開始しました。

すると、たった1週間後にすっかり回復しており、笑顔で来院されたのです。

統合失調症にも一過性の症状だった、というケースはあるので、プロテインの効果だと手放しで喜ぶべきではないのかもしれません。それでも1週間でこのような劇的な変化を目の当たりにしたことは、これまでの精神科医人生で一度もなかったのです。

精神科領域の最重要人物

現在は開業して4年近くたちました。やればやるほど藤川先生の凄みが身に染みる昨今です。

私が開業して診療の日々を送るなかでも、藤川先生は実践と研究を重ねながら、常にアップデートされた情報発信をしてくださいます。それも毎日です。

私は「広島の魔法使い」とお呼びしていますが、まさしく魔法、治す力という観点からいえば、歴代最高の精神科医であることは間違いないと思います。

かつて私が精神科領域で日本における最重要人物を1人だけ挙げてくださいといわれたら、「森田正馬《まさたけ》先生」と、その答えは決まっていました。

森田療法という、現在にまで残るすばらしい心理療法の創始者です。出身が私と同じ高知県なので、同郷の偉人としても尊敬していました。

今、最重要人物として挙げるのは「藤川徳美先生」です。

現在では精神科領域に留まらず、さまざまな難病を治癒に導いておられます。そういう意味でいえば、精神科領域を超えて、これだけの医者はそうそういないでしょう。

私はといえば、身体病の症例はまだわずかしかありませんが、精神科領域では藤川先生にそれほど劣らない治療ができるようになった、と思えることが増えてきました。

栄養を基盤とした精神医療へ

それにしても、森田先生をはじめ、日本にもすばらしい精神科医の先生方が多くの業績を残しておられます。

中山書店から「現代精神医学大系」というシリーズが発刊されていますが、これは日本の精神医学の金字塔です。よくぞあれだけの精神病理学者が一時期に存在した時代があったものです。非常に説得力があり、ぐいぐい読ませる、文学作品にも匹敵する筆力で執筆されたシリーズです。

しかし、ふと「あれはいったい何だったのだろう」と思うことがあります。

プロテインや鉄で病気が治るのであれば、精神病理学の話、母子密着やアタッチメント、トラウマや愛着障害、うつ病の笠原・木村分類、中井久夫の分裂病論等々の意義はどうなるのだろうと。

私がこの「何だったのだ？」という問いに自分で答えるとすれば、これまでの立派な精神科の先生方は、栄養不足の状態での精神病理を表現していたと解釈する他はないでしょう。栄養のところに気がつかなかったのは、致し方なかったのかもしれません。私も藤川先生に教えられるまでは、気がつきませんでした。

藤川先生は日頃から「日本では栄養のことが医学部で全然教えられていない。そして、医者になってからもそれを学ぼうとしない」とおっしゃっています。

先進国は栄養不足の人がいないという前提で医療が行なわれています。私たちもまさか自分が栄養不足だなんて思っていませんし、それが精神疾患にまでつながっているという実感もないのです。

半信半疑で栄養療法を実践してみて、初めて実感する他はありません。

私は藤川メソッドを実践しているだけ

こうして栄養療法を実践し、そのことを本にまで書いていますが、私は分子栄養学の研究者ではなく、藤川メソッドを実践しているだけなのです。藤川先生と同じように実践するだけで治癒率が高くなるのがすごいところです。

第1章の症例のなかで、減薬・断薬についてのプロセスをご紹介しました。栄養療法はもちろんのこと、向精神薬の投薬についても藤川先生には学ぶべきことが多いのです。といいますか、投薬についてもほぼ同じように処方しています。

藤川先生は投薬に関して明確なポリシーをお持ちです。依存症になりやすいベンゾジアゼピン系の向精神薬はなるだけ使わない。新薬は長期的な副作用がわからないので使わない。副作用が明確な薬をできる限り短期的に使用されています。

向精神薬といえば夢の新薬としてＳＳＲＩが発売されましたが、あとになって重篤な副作用が報告されています。新薬はとても高額です。安価で使いやすい旧薬は製造中止に追い込まれています。製薬会社の宣伝に踊らされてはいけません。

藤川先生の症例集やSNS発信情報を拝読していると、3つの薬、ジェイゾロフト、ドグマチール、メイラックスを使われています。ジェイゾロフトとドグマチールは抗うつ薬で、メイラックスは抗不安薬ですが、判で押したようにこの3種を使われているのです。

私は若い頃のあの自信過剰はどこへやら、投薬についても藤川先生の処方に倣ってみようと思いました。

これら3種は効き方が強い薬ではありません。ですが、問題は止め方です。患者さんが徐々に減らしながら薬を断つことができるかどうかが大事です。

いかに減薬・断薬ができるか、本来はそれを初めから念頭に入れて医者は処方すべきなのです。この3つの薬の絶妙な組み合わせの効果（断薬しやすいことも含めた効果）に、改めて脱帽いたしました。

もちろん、これで効かない場合は、私はもっと強い薬も出します。とくに希死念慮のある患者さんに対しては慎重です。自殺だけはなんとか避けなくてはならないからです。

「死にたい」が消失

希死念慮といっても、いろいろなケースや背景があります。

ある知り合いの女性が、私が栄養療法を始めたことを知り、遠方から診察にきてくれました。血液検査の結果はフェリチンが低かったので、フェルムを処方して、あとは自分で買うようにとおすすめのプロテインを紹介しておきました。

その後、プロテインを10g×2回、できたら20g×2回、飲んでくださいと指導しましたが、20g×1回しか飲めないといいます。夕方飲むと気持ちが悪くなるそうです。

実はその女性は、長年のうつ病を抱えていました。慢性的に希死念慮を抱えているというのです。でも行動には移さないレベルの「死にたい」です。

それが、プロテインを飲み始めてすっきりとなくなったというのです。しかも、頑なに1日1回しか飲めないと言い張っていたのに、それでも効果を示す人がいたことに驚きました。

彼女は華やかで一見、楽しそうな生活を送っていました。金銭的にも裕福で人にも好かれて、はたから見ていると幸せそうなのですが、この女性もそうした「胸のわだかまり」がずっとあったと言っていました。

うつ病はいろんな病院に行ってもよくならなかったそうです。

そして、彼女も「死にたい」だけでなく、心のなかに何か重い、黒い塊のようなものがあったというのです。第1章のAさんのように、その症状がなくなってみないとわからない、こんなものか、と思ってしまいがちな「胸のわだかまり」でした。


朝の20gのプロテイン、依存性もなければ副作用もありません。健康づくりのつもりでいいので、みなさんに飲んでいただきたいと思います。でも、やはり1日2回に分けたほうが効果が高いことは確かです。

向精神薬は一時的な効果だけ

さて、向精神薬はどのような作用で症状を緩和しているのでしょうか。脳内物質のドーパミンを落として幻聴を減らす、セロトニンを増やしてリラックスさせる、ギャバを増やして神経症を取る、というような効果がいわれます。

しかし、ほとんどの向精神薬は症状を抑えるだけです。同じ量を飲み続けていても効果が薄くなってきて、結局は量が増えることが、しばしばです。鎮痛剤と同じです。

クロルプロマジンという統合失調症の薬も、ある別の病気の患者に使ったところ、その人の幻覚症状がたまたま消えたので、これは効くかもしれないということで、統合失調症の薬として使われ始めたのです。本当の効果や基準がわかっているというようなことはなく、たまたま効いたという、雑な基準なのです。

それでも、栄養状態を満たしておけば、少量で薬の効果が出ますので、量が増えていくということはなく、反対に徐々に減薬・断薬ができるのです。

カウンセリングについての考察

ユング派分析家であり、河合隼雄先生ともつながりを持てた私ですので、カウンセリングのことについて述べておきます。

藤川メソッドを経てからの考え方です。

これからは、症状をとりたいだけなら、まず栄養療法。それ以上を望むなら、カウンセリングもありでしょう。カウンセリングだけで精神の病が治ることも、なくはないですが、栄養療法と比べると、症状がとれるスピードが全然違うのです。

いろいろ悩んでいる時、話を聞いてくれる人、ひとまずは否定しないで聞いてくれる人、家族や友人にそういう人がいなければ、カウンセリングを考える人もいるでしょう。

カウンセリングで本当に心理的な問題をほぐしていくとしたら、無意識が勝手に調整していってくれるような方法が必要になります。

ユング派の場合は夢を使うのです。クライアントが見た夢を、ただこちらが夢中になって聴く。そして無理に治そうとすることもしない。河合隼雄先生は「何もしないことに全力を尽くす」とおっしゃっていました。

クライアントの自己治癒力を信じるという態度で接していくと、無意識が勝手に調整していってくれて、おのずと治っていく。

心の奥深いところにあるものを汲みとり、意識も無意識も含めて全体としてよりよい方向に向かっていくことを目指すようなカウンセリングは、時として有効です。

しかし、そのような力量のあるカウンセラーはごくわずかですし、ただクライアントが言った言葉をオウム返しする、というような一時期流行っていたセオリーだと、患者さんは不満を感じることも多いのです。

薬を使わずに心理療法で、カウンセリングで対処するというのは、よさそうに思えるかもしれませんが、途方もなく時間とお金がかかることが多いので、まずは栄養状態を整えることが大切です。というか、栄養状態を整えずして完治はあり得ません。

栄養が足りてくれば考え方が変わり、前向きな気持ちになる、というシンプルな答えのほうが自然の理《ことわり》だとご理解いただけるのではないでしょうか。

自分の生い立ちとか育ちとか環境とか、親が悪かったとか、自分を見つめ直す作業も大切ですが、その前にタンパク質と鉄を摂ったほうが早いのです。

心理療法の不思議な文化

心理療法やカウンセリングには不思議な文化があります。カウンセラーとクライアントが、もう10年も20年も人生を共にしている、というのは珍しくありません。そこで不思議な関係性ができあがっているのです。

カウンセラーのなかには、柔和で、何でも受容してくれるようなタイプの人がいます。カウンセラーが私の人生を支えてくれた、と思っているクライアントは多いのですが、そこから向精神薬依存と同じような、カウンセリング依存が生み出されることも多いです。転移・逆転移という現象も起こり、かえって問題になることもあります。だから、薬よりカウンセリングで治すことは副作用もなくてよいことだ、と考えるのは早計なのです。

実際、栄養療法がよく効いている人のよい方向への変わり方は、非常に深い心理療法をした時、しかもそれがうまくいった場合と同じような感じの回復・変容が起こります。しかし、深い精神療法をすることによって、必ずうまくいくとは限りません。かえって混乱する場合もあります。

カウンセリング料金は決して安くありません。長期間となると、出費も大きくなります。プロテインとサプリメントだけでしたら、それほど高額なお金は必要ありません。

8割が治る治療法

現在の当院の治癒率についてです。

当院はきちんと実行してくれる人が6割ぐらい。きちんと指示を守って実行してくれる人のうち８割が治り、加えてその治るスピードも速いのが特徴です。

この８割というのは、藤川先生も同じ割合で治るとおっしゃっていました。

ただ、実生活で食事の様子をそばでチェックすることはできないので、診察室を出たら、患者さんが実行してくれるかどうかにかかっています。

どうしても守れない方もいるので、そうすると全体では５割くらいになります。

きちんと実行できない理由はそれぞれです。プロテインやビタミンが受け入れられない、そもそもそんなもので治るとは思えないなど。例えば、「こんな指導をされるとは思わなかった」と、いきなり怒り出す人もいます。血液検査の結果を見て鉄サプリをおすすめすると、「基準値のなかに収まっているのに。なぜ鉄が必要？」と怒って来てくれなくなる人もいます。「栄養療法など、おかしい」とおっしゃる方もいました。

そういった、なんらかの理由で実行しない方がどうしても全体の４割程度はいらっしゃいます。ですから、当院のトータルの患者数で考えると半分くらいの人が治っている、ということになります。

しかし、一般の方のなかにはプロテインや鉄を飲まなくても元気、という人も実際にはいますので、分子栄養学の考え方だけがすべてではない、ということにも目を開いておきたいと思います。

では、指示を守ってもよくならないという2割の人をどう考えたらよいでしょうか。

分子栄養学はその名の通り分子レベルで作用しているものです。それはすごいことなのですが、分子のなかには原子があり、電子があります。例えば、原子レベル、電子レベルで作用する何か、というものも、広くは認められていませんが、あると考えています。

病気を治すためには、電子の回り方を正常化する必要がある、という考え方もあります。

8割が治る治療法、というだけでもたいへん素晴らしいことですので、まずはマジョリティにアプローチして、その8割の方に治っていただきたい。医療者としては、残りの2割の人にどんなアプローチがあるのか、さらに進化した分子栄養学が救うのか、それとも原子、電子までアプローチする治療法など、探究を続けていきたいと思っています。

天才的な洞察力とセンス

藤川先生は尊敬なさっている三石巌先生ともども、物理や科学の世界の人です。私はユング派分析家、無意識や夢といった、数値で証明することが難しい領域を扱いますので、もしかしたら怪しい医者だと思う人もいるかもしれません。

もちろん、医者としては科学の知識を武器に診察しています。分子栄養学は体内での栄養素の働きを分子レベルで解読した、科学的な治療法です。

とはいえ、藤川先生は科学の知識やデータの解読だけでなく、天才的な洞察力をお持ちだと思います。そうした力で、サプリメントの組み合わせを提示されているようにお見受けしています。

もう少し受け入れ易い言葉を使うなら「センス」がすごいのです。診療のセンス、患者さんを観察するセンス、プロテインやサプリメントの選び方や組み合わせのセンス等々、「センス」が素晴らしいと感じます。

医者は、自分のことを頭がいいと思っている人は多いと思います。試験で得点できる頭はあったとしても、本当に頭がいい人というのは、藤川先生のような洞察力を備えた方のことをいうのです。

例えば、頭がよさそうな人のなかには教養をひけらかすようなタイプの人もいますが、それは本質を極めていこうという姿勢とは関係がないわけです。

また、医者のなかには少し有名になったら自由診療にする人も多いですよね。藤川先生はそんなことはせず、保険診療でどんどん治しておられます。

あれだけの知見というのは、貴重なものです。それを日々全国に、全世界に、無料で発信なさっています。有料にすれば、かなり稼げるコンテンツであるにもかかわらず。時にストレートな物言いもありますが、あれも自信がないとできないことです。

すべての医師、といいたいところですが、少なくともすべての精神科医は、患者さんに治ってほしいと思うなら、姿勢を正して藤川メソッドを学ぶべきだと思います。

精神病理学の理屈が一掃されてしまった

いずれにしろ、藤川メソッドは従来の精神病理学的な世界観を一掃してしまいました。

1896年にクレペリンが精神分裂病の概念を提出したところが近代精神医学の始まりです。たかだか百数十年。フロイトは1856年生まれで1939年に亡くなっています。ユングは1875年生まれで1961年に死去。ほんのこの前のことです。

この二大巨頭の業績も一掃した、とまではいいませんが、フロイトもユングも、分子栄養学は知らなかったのです。彼らが分子栄養学を知っていたら、果たしてどのような軌跡を辿ったのか、それは誰にもわかりようがないことではありますが、今とは違うものになっていたことでしょう。

いずれにしろ、日本の全ての医学部で藤川メソッド、分子栄養学は教えられるべきだと思います。ほんの少しではなく、一年間の充実した講義で教えられてしかるべきです。

それをしないで、他の精神病理学の知見をゴチャゴチャと教えても、治療的意味はありません。話としては面白いですが。

勉強した気になるかもしれませんが、そのような知見とは全く関係なく、藤川メソッドはプロテインとサプリメントと食事指導だけで患者さんを治してしまうのです。

そこに精神病理学が入り込む余地はありません。言葉が過ぎるかもしれませんが、藤川メソッドの前では、精神病理学の知見など、高慢な戯言に聞こえます。

哲学とか、人間探求という側面でしたら何らかの意味があると思います。しかし、病気の治し方において、治るか治らないかということにおいては、断然力が違います。

誰もがスーパードクターになれる

この章の最後にお伝えしたいのは、分子栄養学、とりわけ藤川メソッドを学べば、誰もがスーパー精神科医、スーパードクターになれるということです。

先日、日本に住むヨーロッパ出身の患者さんから「あなたはスーパードクターだ！」と言われました。短い期間で症状が改善され、その時の喜びを素直に表現されたのです。

私がこのように半数の患者さんを治せるようになり、スーパードクターとまで言われるようになったのは、すべて藤川先生のおかげ。しかも、この治療法を学ぶのに1年ほどしかかかりません。たったの1年でスーパードクターになれるのですから、勉強しない手はありません。


これからもっと広がると信じていますが、現在において、一定以上の広がりを見せないのはなぜかといえば、「プライド」と「利権」の問題があるように思います。

ここでいう「利権」とは、製薬会社は薬が売れなくなると困るということです。医者も病院も、製薬会社に取り込まれてしまっています。薬を使わずに治ってしまうと困るのです。

製薬会社は、恐ろしいほど下手に出て、手を揩り医者を鼻高々にさせて薬を使わせようとします。こんな単純な利権構造に、すっかり取り込まれてしまっている惨状は、目を覆うばかりです。ささやかな抵抗として、当院ではＭＲ（医療情報担当者）さんの出入りを禁止しています。実は、これも藤川先生に倣ってのことです。

「プライド」について話を戻します。

例えば、私はユング心理学を学びました。一定の成果も上げたつもりです。ですから、その内側にいたほうが、安全で安心で脅かされることはありません。そんな私が「プロテイン？　サプリ？　そんなものが効くわけがない。話にならん」と一蹴したら、それで終わりなのです。

同じように、それぞれの医者には、何十年もかけて自分で築いてきたものがあると思います。特に50～70代の医者ならば、それまでの実績を否定しなくてはいけない部分も出てきます。それはできないことが多いでしょう。そういうことが確かにあるのです。よいものを学ぼうとしない、硬直した、薄っぺらいプライドです。

私はもともと薬による治療には疑問を持ち、心理療法に力を入れていました。ユング心理学は、精神疾患がない人が、ご自身と向き合いながら個性化（成長）し、変容するという意味では大いに役立つと思います。しかし、症状をとる力は、分子栄養学に比べ弱い。

分子栄養学に出合った時、私は自分の築き上げたものをさておいても、分子栄養学の書生から出直す選択ができました。それは私の長所だと思っています。

若い医者は、まだ積み上げているものはあまりないでしょうから、少なくとも患者さんを治す一つの武器として、抵抗なく受け入れる人は出てくるとは思います。ぜひ勉強してほしい。失うものはなにもありません。

仮に、本格的な分子栄養学を学ぶのが煩わしいということであれば、これまでお伝えしてきた「タンパク質と鉄を摂る」ということだけでも取り入れてほしいです。そして、できればBUNとフェリチンの値を測る。それが低ければ患者さんにプロテインと鉄サプリを飲んでいただく。それだけでもかなりの人の症状を改善させます。こんな簡単なことで、多くの患者さんが救われます。

第5章

《対談》分子栄養療法が「60歳うつ」を救う

藤川徳美×秋田 巖

精神科医で分子栄養療法のレジェンドである藤川徳美先生を迎えて、現在の精神医療のあり方、「60歳うつ」を救うための栄養療法について語り合う。

なぜ60歳でうつ傾向になる人がいるのか

秋田　お目にかかれて光栄です。今日は総本山に参拝するような気持ちでまいりました。

藤川　栄養療法で治療実績を上げられていらっしゃるそうですね。

秋田　すべて、藤川先生が的確な情報発信をしてくださっているおかげです。今回、「60歳うつ」というテーマで執筆するにあたり、現代の60歳が直面する人生の過渡期を考察しました。ふじかわ心療内科クリニックでは、60歳前後のうつ病の原因として、何らかの傾向がおありでしょうか。

藤川　当院では、60歳前後でうつ症状が主訴の患者さんはあまり多くない。20代から40代の女性が中心です。発達障害の課題を抱える子どもとその母親も多い。60歳以降の場合は、精神疾患以外のリウマチや神経性難病などの人が増えています。

秋田先生は60歳のうつ病を社会的要因から考察なさっていますが、私は脳の器質的障害

（脳の損傷による障害）によるケースを頻繁に受け持っていました。

実は勤務医時代に初老期・老年期のうつについて研究し、「脳血管障害とうつ病」というテーマで１９９３年から５年連続で英語論文も投稿しています。

だいたい50代くらいから高血圧や糖尿病が要因となり血流が悪くなって、60歳以降にうつ症状が出てくる。血流が悪くなるわけです。

秋田　私は深層心理学が専門分野ですので、どうしても心理のほうから考える癖がついています。とはいえ、私が最初に勤務したのは高知医科大学の神経精神医学教室であり「身体をきちんと診る」という姿勢は徹底していました。

初診の患者さんには、若い人でもお年寄りの人でも、どんな患者さんであろうとも、画像診断と血液検査、脳波検査は全員にしていました。

驚くようなこともありましたね。中２の女子学生がボーイフレンドと電話中に急に倒れたと。それは一見、昔の用語でいうところのヒステリー症状です。ところが、念のために調べてみたら、なんと脳梗塞が見つかった。何歳においても、まずは器質的な要因も考えることは大事ですね。

藤川　血管を丈夫にするためには、高タンパク／低糖質食、プロテイン、ビタミンC、ビタミンE、それとナイアシンアミドを飲むと非常にいいと思いますね。血管が詰まったり破れたりしにくくなります。

60歳でもIQは上がる!?

秋田　60歳というと、IT化の波についていける人とついていけない人の差が激しいかもしれません。そもそも栄養療法をきちんとやっていれば、ついていけると思うのですがいかがでしょう。子どもや学生はIQが20は上がるということでしたが、中高年では無理でしょうか。

藤川　プロテインを飲んでサプリメントも取り入れてもらったら、仕事はしっかりできると思いますよ。休職中の人が栄養療法を始めて、無事に職場復帰することも多いです。IQがそこまで上がるかどうかわかりませんが（笑）。

秋田　ITについていけるぐらいにはなるでしょうね。

藤川　そうですね。60歳前後となると、栄養療法も時間がかかると考えて、年単位で続けることが肝心です。パーキンソンとかアルツハイマーの初期も長く続けていくことで改善しています。

秋田　それが、うつに関していえばさほど時間がかからないのです。今回カルテを見直してみたところ、60歳のうつ症状は、私自身が驚くほど早く治っています。ですから、本書ではうつ症状が治ってからの、第二の人生への向き合い方を考察した次第です。

藤川　うつに関してはそうですね。プロテインと鉄をきちんと飲んでいれば、よくなることがほとんどですから、わざわざFacebookに書いていません。

それよりも、リウマチなどの自己免疫疾患系の人、先日は全身性エリテマトーデスの人もグルタチオン点滴をしたら改善しましたから、そういったケースをFacebookで書いています。

藤川メソッドはすさまじい

秋田　こうしてお話しができるのは、私にとって奇跡のようなことです。私が日本の精神科医でもっとも尊敬していたのは森田療法の創始者である、森田正馬先生でした。私は高知県出身ですので、高知の大先輩でもあります。

しかし、患者さんが治るという意味では、分子栄養学にはかないません。それも藤川先生が実践されるセレクトと組み合わせ。これが大事なところです。日本の分子栄養学には、欧

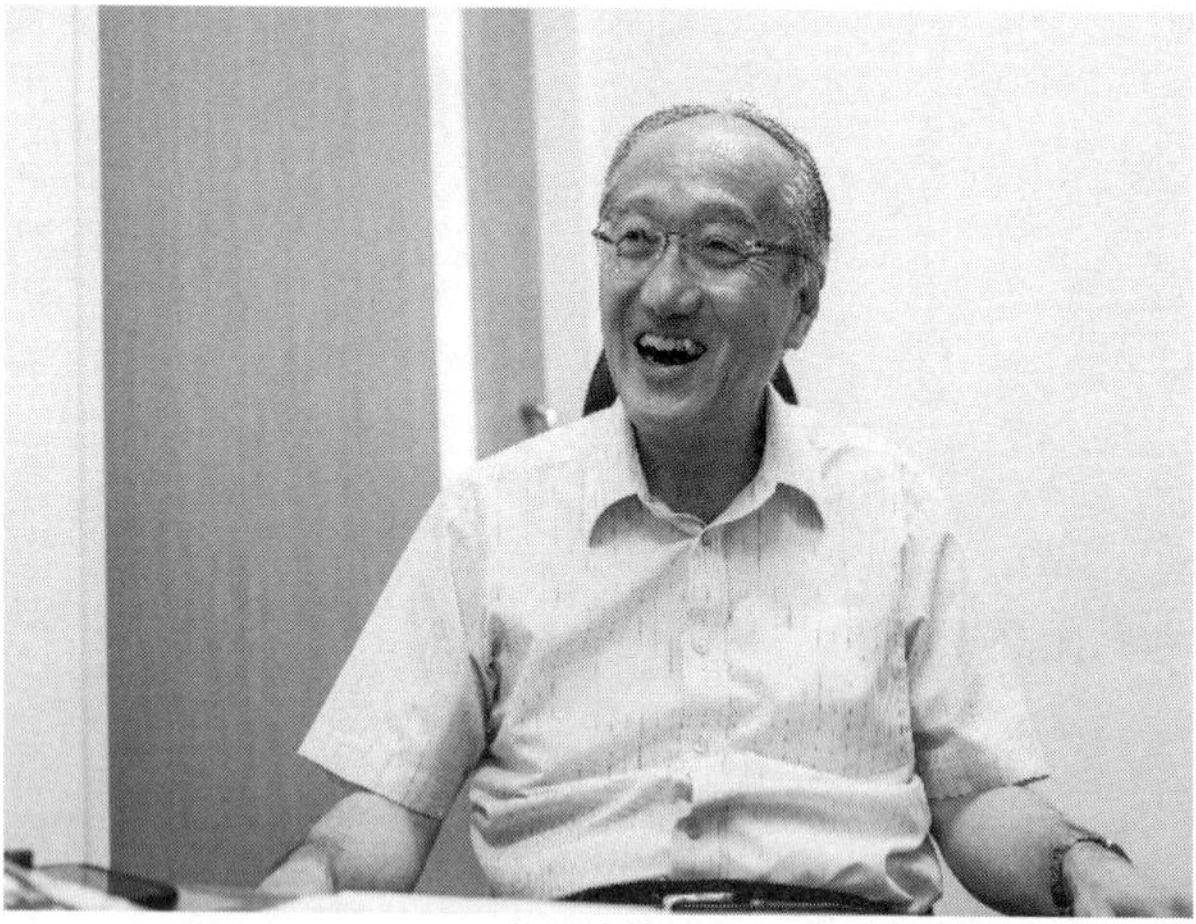

藤川徳美氏

米のオーソモレキュラーの流れを汲んだ考え方もありますが、藤川先生が説かれる分子栄養療法は、理論や実践法がわかりやすいですし、比較的安価なので誰にでもできます。

藤川　日本のオーソモレキュラーは、診断料もサプリメント代も高額だと思いますね。月に10万円以上かかるような方法では一般の人は続けられません。私が提案する方法は、プロテインと基本的なミネラル、ビタミンのサプリメントで月1万円くらいです。

秋田　iHerb（アイハーブ）などのインターネット通販で揃うのでとてもありがたい。ビタミンCだけでも、どれを選べばいいのか素人には難しいですよ。そこも事細かに、どこで、どんなものを買ったらいいということを書いてくださるので、すぐに真似ができます。

そのようにわかりやすく情報発信して、「クリニックに来なくてもいい」とおっしゃる。そういう医者はなかなかいません。

ふじかわ心療内科クリニックの患者さん、読者の皆さんも同じお気持ちだと思います。私は僭越ながら同じ医者としても、藤川先生のすごさを実感しています。

分子栄養学から着想を得たその知見はもちろんですが、広く日本中の人によくなってほしいという、非常に純粋で強靱な意志を感じます。毎日ＳＮＳにアップされることも真似ができません。お世辞ばかりのように聞こえるかもしれませんが、すべて本心です。

藤川　Facebookをベースに7年、月曜から土曜まで毎日続けています。

秋田　今日はどんな記事がアップされるのだろうと、胸を躍らせて読んでいます。もし私が一日読むのが遅れたら、患者さんの知識のほうが増えているのです。

当院にも藤川先生のファンの患者さんはたくさんいらっしゃいます。実は患者さんに怒られたことがあるのです。

「起立性調整障害（ＯＤ）には、マグネシウムを出さない」と書いておられたと指摘を受けたのです。私はその記事を確認せず、マグネシウムを出していました。「高血圧症の血圧は確かに下げるけれども、血圧の低い人には、血圧をそれ以上は下げないのでは」と思っていましたし、実際その患者さんはよくなっていたのです。でもその後、来てくれなくなりました。藤川先生の考えに反した指導をすると信頼をなくしてしまいます。

医療従事者はプライドが邪魔する

秋田　血液検査の結果、フェリチン値が20では低いとお伝えしても「基準値を満たしているじゃないか」と反論されることもあります。特に医療関係者に多いです。

藤川　当院もそうですよ。医療関係者は特に常識やプライドが邪魔してしまうのか、「そんな話は聞いたことがない」と怒り出してしまう人もいました。

秋田　心身の不調に対して、栄養に着目することは基本中の基本であるにもかかわらず、それが医療分野の教育に欠けていますし、もっと広く家庭にも浸透しないといけないですよね。高タンパク／低糖質食、プロテイン、鉄、それにプラスアルファですけれども、素直にやってくださったらサクサクよくなるのに、理屈をこねてしまうと難しい。しっかり勉強しておられるのならまだいいのですが、インターネットで検索しただけの知識でいろいろおっしゃる人もいて……、難儀です。

藤川　ある種の〝わがまま〟さも症状の一つですから。

秋田　性格だと思っていたら、症状の一つだったということもありますよね。

藤川　「産後、妻の性格が変わってしまった」と呆然とする旦那さんもいます。もっとも鉄不足になるのは産後ですから。出産の時に子どもに全部とられて空っぽになってしまう。そうすると、些細なことで腹が立ったり、イライラが治まらなかったりします。性格が変わったわけではなく、鉄不足による症状です。

精神科クリニックは薬漬けにしているだけ

秋田　私は藤川先生を「広島の魔法使い」とお呼びしています。私は『うつ、パニックは「鉄」不足が原因だった』（光文社新書）が出る２０１７年までは薬を出す、一般的な精神科医でした。ユング派分析家ですから心理療法もいたしますが、薬をもらいにくる患者さんがどんどん増えていくばかりだったのです。

藤川　薬は止められないですね。寛解状態でしかなく完治はしませんから。

秋田　私が知る心療内科クリニックも、新患３カ月待ち、６カ月待ち、新患を受け付けないというところもあります。患者さんはそういうところを人気のクリニックだと思うでしょう。しかしどうでしょうか、言葉は悪いですが〝薬漬け〟にしているだけではないかと思うことがあります。

藤川　私もそう思いますね。

秋田　定期的に薬を取りにくる患者さんがいなくならないから、新患を入れる余地がなくなるわけです。

藤川　待合室では、薬の副作用でうとうとと寝ている患者さんが多いですよね。私は初診から抗不安薬とか睡眠薬を出すことはしません。他院から移ってきて継続している人には出しますが、できるだけ減らしていくことを目指します。

秋田　特に抗不安薬と睡眠薬の依存性は高いです。私は藤川先生の本を読むまでは大学教授をしていましたが、分子栄養学を実践するために早期退職して、61歳でクリニックを開業しました。私は過去に診察した患者さんを薬漬けにしたという意識はありませんでした。よかれと思ってしていたことです。しかし、結果的に薬漬けだったのでしょう。今はその罪滅ぼしという気持ちもあります。

過不足のない症例の書き方

秋田　２０１８年に出された『分子栄養学による治療、症例集』（NextPublishing Authors Press）も目から鱗でした。あれだけの症例をしかも自費出版で出されるという、その心意気が素晴らしいです。

藤川　当時はまだプロテインをおすすめしていませんでしたから、今から思うと治り方が遅かったですね。患者さん全員にプロテインを飲んでもらうようにしたのは５～６年前です。著書でいうと『うつ消しごはん』（方丈社）以降は、すべてプロテインを飲んでいる症例です。

秋田　先生が発信する症例や情報は、簡潔で過不足がありません。

藤川　必要なことは入れて、必要でないことは一切入れない。論文を書く時の基本です。

秋田　よくぞ、ここまでわかりやすく、しかも必要なことを逃さずに書いていらっしゃる。

藤川　カルテに記載していること、そのままです。

秋田　症例集はサラリと読んだら「ふーん」と思う人もいるかもしれませんが、しっかり読み込んだら、あれほどビビッドに治療プロセスが頭に浮かぶような症例集というのは、そうそうないと思いますよ。精神科医には必読です。

止めやすい処方

秋田　症例集で印象的だったのは、判で押したようにジェイゾロフトとドグマチール、メイラックスを出されていたことです。投薬には自信がおありとお書きになっていましたが、その3つばかりを処方される。初めは不思議でした。私も自分なりの処方というのを持っていたのですが、藤川先生がそのようになさっているので同じようにしてみたのです。驚きましたね、薬が止めやすいのです。

藤川　そうですよ。回復してきたら、メイラックスから外しています。残りの2つは、5～6週間を目途に飲んで、よくなってきたら次は「1日おきぐらいに飲んでください」というような手順ですね。

秋田　私もメイラックスの次にドグマチールを外して、次にジェイゾロフトを外すという順番で減薬しています。今では藤川先生の処方とまったく同じになっていますね。

藤川　これは14年前から、開業したときから変えていません。

秋田　そうなのですか！

藤川　以前は投薬のみでしたが、プロテイン、鉄、ナイアシンアミドを飲んでいただいてい

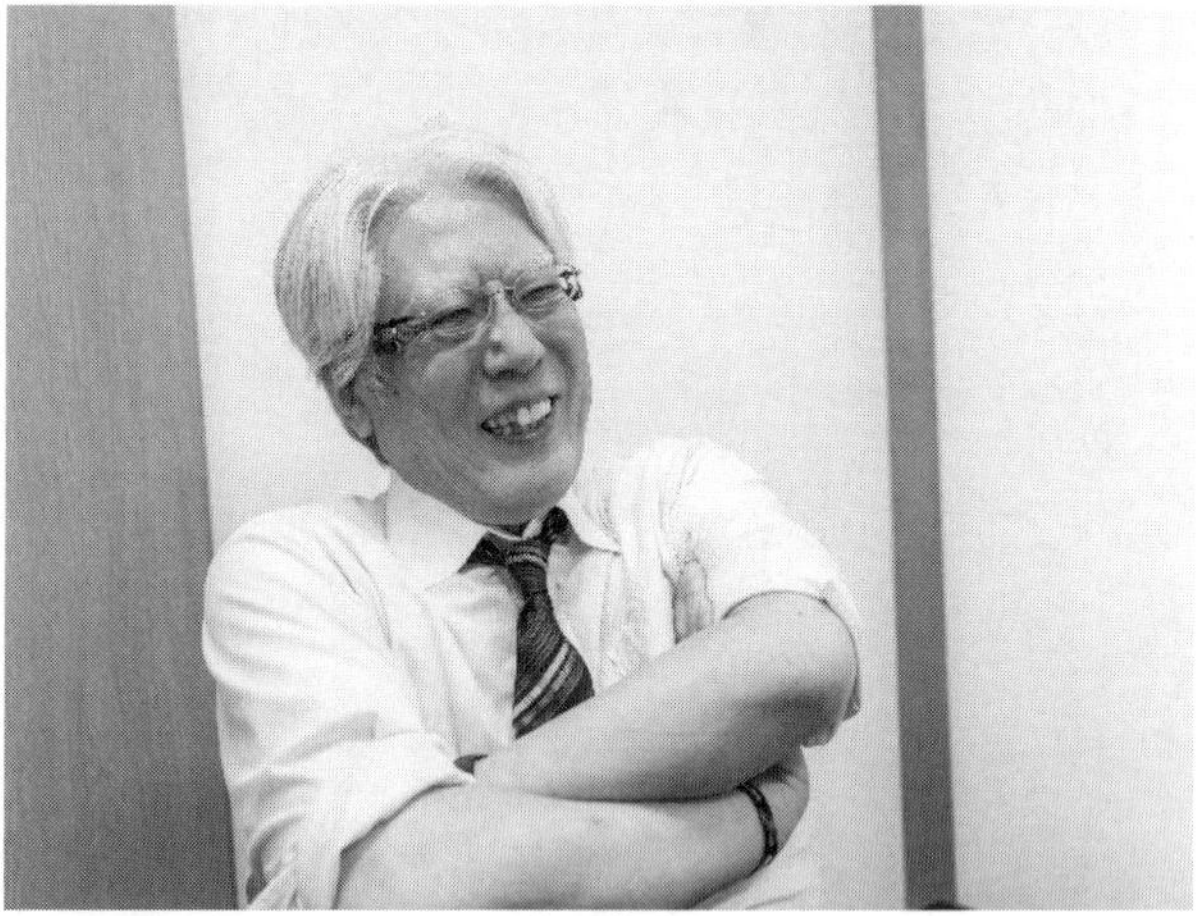
秋田巖氏

るから、同じ薬がとてもよく効きます。

秋田　そのプロテインが飲めない人がいらっしゃいますよね。まずはプロテインを飲むことが先決なので、それが飲めないと困ってしまいます。なんとか飲めるようになろうとする人には、２・５ｇ×２回から始めてもらいます。そうすれば、ちゃんと５ｇ×２回になり、10ｇ×２回になり、20ｇ×２回に増えていく。そうすれば治っていかれます。でも根気がなくて続かない人もいらっしゃるので……。

藤川　当院は本を読んで、ある程度の内容を理解して予約される人が多い。たいていプロテインはすでに飲み始めていますね。まったく栄養の知識がないという人は少ないです。フェリチンを測る意味もみなさん理解されているので、

「女性は100～150を目標に」というと納得してくれます。

秋田　それで約8割の患者さんが治っている。

藤川　そうです。

秋田　当院は正直、5割ほどです。そもそもきちんと指示を守ってくれる人が6割しかいませんから。そのうちの8割は治るので、全体として大体5割ぐらいの治癒率になるのです。

ホームページには私がユング派分析家であると書いていますので、心理療法を期待してこられる人も多いのですが、それでも30分かけて栄養の説明をしたら、だいたいの人が理解してくれます。理解してくれるのは、藤川先生のお力だと思うのです。藤川先生がご著書のみならず、Facebook、ブログ、Twitter、noteなどでどんどん発信なさっていますから。

藤川　プロテインを飲めない人にはね、食欲セットというのがあります。

秋田　はい、存じております。

藤川　ESポリタミン（必須アミノ酸の処方薬）、ドグマチール、プロマックD（亜鉛）、マーズレンS（グルタミン）の組み合わせです。

秋田　プロテインが苦手な人には、グルタミンと少量のプロテインから始めるといいということですね。処方薬のマーズレンSも使いやすいということですね。

藤川　アイハーブなどの通販でグルタミンを買ってもらって、一回５gをプロテインと一緒に飲んでいただければ、早くプロテインが飲めるようになります。消化器官の粘膜を保護して、丈夫にする作用がありますから。

秋田　薬のことで腹立たしいのは、昔からあった使いやすい薬、例えば最近でしたら抗精神病薬のピーゼットシーは製造中止になりました。安価で使いやすい薬が次から次に製造中止になるのは本当にけしからんですね。

藤川　抗うつ薬のアモキサンも、ナイクリン（点滴用のナイアシン）もなくなります。ビタミンB_2のフラビタンもなくなります。点滴用に大量購入しましたよ。

がん、神経性難病などに対する効果

秋田　がんの症例もいくつかお書きになっていますよね。末期がんの場合はいかがでしょうか。

藤川　貧血が進んでプロテインも飲めないとなると厳しいですね。貧血がなく、こちらが指示したプロテインと低糖質食ができて、消化吸収能力が保たれている人だったら、それを確認して、いくつかサプリメントも飲んでいただきます。ケトン体を測って、できれば１・０

ほどに上げて、その上で2週間毎にビタミンB＋C＋グルタチオン点滴をすれば、それで病気が進行せずに保たれている人もいます。もう3年ほど進行していない患者さんもいます。症例集にもがんの症例を3例は出しています。

秋田　私は、がんは比較的治りやすい病気だと思っているのですが、多発性硬化症にも効果があると知ってびっくりしました。

藤川　多発性硬化症は完治した人がいますから。

秋田　これは一般的に治るとは思われていませんよね。それに、医者は平気で患者さんに「治りません」と言いますが、それは禁句でしょう。「私には治せません」だったらいいのですが。治らない病気なんて、ひょっとしたらないかもしれないわけですから。

藤川　リウマチも、かなりよくなりますよ。アトピーはほとんどの人がよくなった。発症した要因が栄養不足なので、満たしたら治るのです。病名も関係ないですね。

秋田　病気は、6つに大別できるとおっしゃっていますよね。コーティング不足病（タンパク質不足）とATP不足病（鉄不足、マグネシウム不足）と脚気（B_1不足）とペラグラ（B_3不足）と壊血病（C不足）とくる病（D不足）で、全部理解できると。

藤川　そう。

秋田　あれも先生オリジナルですか。

藤川　そうですね。

秋田　すごい（笑）。病気を6つに分類されてるんですね。すごいですね。B_3不足で統合失調症になる人がいますよね。しかし、ペラグラ型という人もいます。

藤川　光線過敏症といわれていたのは、ナイアシン欠乏症のペラグラではないでしょうか。昔、統合失調症の人で、光に当たると真っ赤になる患者さんがいました。クロルプロマジンという薬の副作用だといわれていましたが、ナイアシン欠乏症の皮膚炎ではないかと思います。

秋田　ペラグラ型の統合失調症は、疎通性が保たれていて、独特の硬さとか冷たさとか無関心な感じがないと言うオーソモレキュラーの医師もいますね。

藤川　それはどうでしょうか。病歴の長さが影響しているのでしょう。まだ病歴1年くらいでしたら硬さや冷たさはないですね。10年、20年経つとだいぶ酸化と糖化が進んでしまって、頭が回らない状況になってしまい、硬い感じになってしまいます。それは欠陥状態（統合失調症の病状が進んだ状態）ですね。

秋田　酸化と糖化の結果としての欠陥状態なのですね。

藤川　長年、入院されていて、周囲にまったく興味を示さないのは欠陥状態。ですから、統合失調症の要因として、糖化の影響を受けやすい体質ではないかと考えています。

さまざまな精神疾患が軽症化している

秋田　ところで、いま統合失調症が軽症化しています。うつや依存症も同様です。全ての精神疾患が軽症化してきていることについてはどうお考えですか。

藤川　確かに、重症の人は数十年前よりは減りましたね。精神科病棟に長期入院する人も減っています。ただ、当院はクリニックなので入院するほどの重症の人はあまり診ていないのもあって、そこのところはよくわからないですね。

秋田　アルコール依存症も躁うつ病も、昔のように大暴れするような症状が少なくなってきています。ある意味で現代の投薬治療が病気の症状を薄めているのかもしれないとは思います。そうなると、投薬治療にも一定の価値があるかのように思えますが、一時的に症状が抑えられているだけで、薬依存になっているだけです。

軽症化の明確な理由は定かではありませんが、軽症の人が増えたということは、いよいよ分子栄養学の出番になってきたともいえます。

重い統合失調症の患者さんにプロテインやサプリを飲んでもらうのは至難の業ですが、軽症の人であれば受け付ける疎通性がおありなので。藤川先生も発症２年以内の統合失調症なら栄養療法でほぼ治ると書いておられますね。

藤川　それは、患者さんのほうで勉強なさって、一般の精神科に通いながらのセカンドオピニオンとして、うちを受診されたのです。他院で一定の薬を処方してもらって、当院へはフェリチン値を調べにきて、プロテインや鉄、ナイアシンなどを飲んでいます。

秋田　患者さんのほうが病院を活用している。賢いですね。

藤川　主治医より賢いかもしれません。

ナイアシンの使い方

秋田　ビタミン薬、昔は使い放題でしたが、どんどん使いにくくなっています。ビタミンといえば、ナイアシンの使い方についてですが、ナイアシンアミドでも完治する患者さんはおられますか。

藤川　３カ月以上、長く続ければ効果が出ると思いますね。

秋田　統合失調症の人は、ナイアシンフラッシュは出にくいですね。ナイアシンに変えなくも、ナイアシンアミドだけで治るのでしょうか。

藤川　女性の場合は、ナイアシンアミドからナイアシンに移行するのは慎重にしたほうがいいです。男性は少々フラッシュが出ても大丈夫ですから、ナイアシンに移行することも多いです。私はナイアシンを６０００㎎飲んでいますよ。

秋田　６０００㎎も！

藤川　５００㎎を朝２錠、昼２錠、夜８錠は飲みます。患者さんのなかにも３０００㎎だと効きが悪く、６０００㎎に増やしたら調子がいいという人が何人もいます。それくらいの量を飲むと、効き目の違いがわかります。

秋田　カナダ人女性で、１１０歳まで40年間ナイアシンを飲んでいた人がいますね。

藤川　エイブラム・ホッファー博士（精神科医）の本に出ていました。長寿のビタミンと呼ばれるだけあります。

秋田　ナイアシンを飲める体になるまでが大変ですね。

藤川　私も最初はフラッシュが出ましたよ。５００㎎だけで真っ赤になりました。

秋田　やはりそうですか。ナイアシンを飲むようになられる前と今とでは、どのような違いを感じておられますか。

藤川　夜は眠りが深くなり、イライラすることも減りました。ナイアシンは唯一のＤＮＡ修復ビタミンですから。がんの予防にも最適です。

マグネシウムの使い方

秋田　最近はマグネシウムの情報も大変参考になります。

藤川　マグネシウムについては「ビタミンＢ＋Ｃ＋グルタチオン点滴」を行なっていますが、それにマグネシウムを1アンプル入れていたのを2アンプルに増やしたのです。私は2アンプルでも3アンプルでも問題なかったので、患者さんの点滴も2アンプルに増量した。すると、男性は何ともないのに女性はフラフラとめまいを起こす人がいたので、女性は元の1アンプルに戻しました。男女でこれほど違います。低血圧の人には、マグネシウムは多めにはすすめられません。起立性調節障害（ＯＤ）の人にはチック症状などがない限り、マグネシウムは出さないようにしています。

秋田　「ＡＤＨＤの治療でマグネシウム不足型とナイアシン不足型」という情報も先生のご発見ですよね。

藤川　ホッファー博士の本では、ビタミンＣとナイアシンアミドが中心ですが、ナイアシンアミドでは落ち着かなくなるケースも時々ある。その場合はナイアシンアミドをいったん休んでマグネシウムにしたら改善するケースが増えたのです。

秋田　マグネシウムですぐに下痢を起こす人は、ナイアシンが必要と書いておられました。そのような本当に些細なところを見逃さずに一般化する力、これこそが本当の臨床研究です。ご自分の知見も更新しておられるのはすごいと思います。

藤川　患者さんが全部教えてくれるのです。

秋田　まさしくその通りなのですが、その観察力が半端ではありません。いや、観察はできてもそれを標準化まで高めることはなかなか困難です。ナイアシン不足型、マグネシウム不足型、と的確にしかもわかりやすく提示してくださるので、私も真似ができます。

藤川　これに関しては最近の大きな発見ですね。

秋田　ATP（生きるためのエネルギー）を効率よくたくさん作るためのビタミン・ミネラルの「新ATPセット」も脂溶性ビタミンの「アドオンセット」も、先生の命名ですよね。

実際はノーベル賞級の知見が散りばめられていると思います。ご著書は確かにベストセラーですが、もっと日本の医療のパラダイムを変えるくらい広まってほしい。人生が変わるだけの知見が散りばめられています。それを世間の人に徹底的に知ってほしいです。私からの発信も微力ながらも援護射撃となれば幸いです。

日々更新されている情報のなかにも見落とせない新しい知見がたくさんあります。普通の医者なら有料にすると思います。もしブログが有料でも私は読ませていただきますが、貴重な情報を無料で配信なさっている。

藤川　高額なセミナーとか、ＤＶＤ発売とかですか？　そうしたことで儲けようとは思いません。収入を増やしても税金が増えるばかりですから。

秋田　そうはいっても普通なら、１億儲けたら２億、２億儲けたら３億ほしくなる人はいるものですよ。

確率的親和力とミネラル

秋田　確率的親和力というのは、ビタミンについていわれる言葉ですが、あれ実はミネラルでもタンパクでも、私、すべてについて言えるんじゃないかなという感覚があるのですが、いかがでしょうか。

藤川　ミネラルが補因子となってアミノ酸にくっつくのは、生命が誕生したばかりのプリミティブな現象です。ビタミンは、生命がもっと進化してからビタミンも使われるようになりました。ミネラルは生命の根源的な部分で必要ですから、ミネラルに対しての確率的親和力はないと思います。

秋田　ミネラルについては理解するのがなかなか難しいですね。鉄とマグネシウムとセレンと亜鉛以外は、沖縄の海の塩「ぬちまーす」を摂れば大丈夫だということでしたが、もっといろいろまんべんなく飲みたいという人もいませんか。

藤川　「ぬちまーす」でいいでしょう。順序としてはまず1番が鉄、2番がマグネシウム、3番目は亜鉛です。ATP合成に関わるのは、電子伝達系の鉄、クエン酸回路のマグネシウムですからね。亜鉛はATP合成には関わってないですから、優先順位はそのあとになりますね。

秋田　亜鉛不足を示す数値、ALP（アルカリホスファターゼ）はプロマックD×1錠じゃなかなか上がりませんね。

藤川　そうですね、2錠はないと。

秋田　2錠出すと順調に上がりますが、1錠じゃなかなか上がりません。けれども、症状的にはよくなります。

藤川　そうですね。あとはやはり、プロテインをしっかり飲まないとALPは上がらない。

タンパク質の酵素ですから。

秋田　それにしても、プロテイン規定量20g×2回というのも先生のご発想ですよね。

藤川　そうです。

秋田　1日の規定量20g×2回と示してくださるから真似ができます。そう書いてくださらなかったら、真似ができない。藤川先生が発信されることに倣うだけで充分なのです。みんななぜ取り入れないのか不思議です。よほど頭が固いのか。私も他の医師や心理士に教えたりするのですが、取り入れる人はわずかです。

藤川　医者にやってもらわなくても、患者さんがご自分でやればいいのです。自分でつくった病気は自分で治す、という気概で取り組んでほしいです。医師や病院はうまく利用すればいい。頼ってはいけないんです。自分の今までの食生活が病気を作って症状を作ってきたわけだからね。治すのは自分だと、その考えに至らない限りは治らない。

100本の論文を書いていた時代

秋田　勤務医時代に100本もの論文を書いておられますね。しかも英文も多いです。

藤川　論文は趣味のようにたくさん書いていましたね。ファーストオーサー100本ですから。外来も病棟も仕事が済んだら暇ですから「午後から論文でも書くか」という感じでしたよ。後輩にも書くように促しましたが、なかなか書かないですね。

秋田　私は30本程度ですが、それでも心理の分野では多いほうなのです。さすがのエネルギーですが、もともとお元気なのですか。藤川先生のライフスタイルが気になります。

藤川　幼少期はよく熱を出していましたよ。最近は調子いいですね。プロテインは20gを朝昼夜。糖質は朝晩ゼロ、昼間は少々食べる時もあります。朝6時過ぎに家を出て、7時前には診察室に到着して、今日の患者さんの予習をしています。初診から前回までの状況を確認して、シミュレーションするのです。

秋田　その地道な努力がやはり新しい発見にどんどん繋がっていくのですね。このクリニックは2～3週間待ちぐらいですか。

藤川　そうですね。

秋田　超人気クリニックですから、本来ならそれこそ2年待ちでも不思議ではありません。でもどんどんみなさんを診察されます。

藤川　はい、そうですね。

秋田　そして通院を長引かせず、治った人から卒業していかれる。薬漬けにして通院を長引かせたりしない。本当の意味でパラダイムを変える力のある先生がここにいらっしゃる。この治療法で日本は変わらなくてはいけないと思います。でも変わろうとしない。

藤川　勤務医では難しいでしょう。自由にはできませんから。

秋田　私も開業する気はなかったのですが、先生のおかげで（笑）人生変わりました。

藤川　開業すれば足かせはありません。

秋田　余計な会議などありませんから。

藤川　そう、自由人。思い立ったら明日からできる。

秋田　先生ほどの瞬発力はない私ですが、やっぱり本当に今が一番自由で、しかも充実しています。

アスリートへの栄養指導が不十分

秋田　レベルの高い活躍をしているアスリートの栄養指導をしていますが、お話を聞くとまったく適切な栄養指導がされていませんね。一流の栄養士がついているはずなのに、びっくりします。

藤川　プロや日本代表のレベルの選手も何もしていませんね。従来のカロリー栄養学だけです。

秋田　古い栄養学しか勉強していません。

藤川　古典的なカロリー栄養学ですね。クラブチームでサッカーをしている高校生がいますが、強い刺激で赤血球が壊れますから。プロテインと鉄、そして足がつらないようにマグネシウム、血流をよくするビタミンCとEを飲んだら、パフォーマンスが上がると伝えています。

野球関係の指導者が来られたこともありますが、選手はプロテインは飲んでいます。ただ、サプリメントはマルチビタミン程度。あと、持久力を高めるためとしてカーボローディングなどもされていますが、糖質の摂りすぎになるのではと懸念しますね。

秋田　アスリートに藤川分子栄養学が浸透したら、金メダリストが倍になりますよね。関係者にはぜひ知ってほしいです。

なぜこの方法が広まらないのか

秋田　産後うつも鉄、タンパク質不足ですよね。ですから、鉄、タンパク質不足を解消するだけで大部分が治ってしまう。どうしてこのシンプルで効果的な治療がもっと広がらないのか、不思議でたまりません。

私は心理療法が専門ですから、藤川先生とは立場の異なる精神科医なのかもしれません。それでも患者さんが治ることが第一目的ですから、いい治療法があるなら取り入れたいと素直に思います。

分子栄養学は、藤川先生のように突き詰めて研究なさっている人にとっては非常に奥の深い学問だと思いますが、まず患者さんが回復するための知識くらいですと、そんなに難しくないじゃないですか。

藤川　そうですよ。一般の方でも本を読んで学べば、実践は難しくありません。

秋田　しかも、藤川先生は日々SNSで発信され、本にまとめておられます。勉強するのに10年もかかるというようなものでなく、ほんの数カ月勉強したら、医者だったら使えるようになるわけです。それを使わない理由はないはずなのですが。

藤川　医者は医学書や医学論文は読むけど、一般書は読みませんから。

秋田　私は3年間スイスのユング研究所にいましたが、自分で言うのもなんですけども、専門書ではかなり勉強しました。しかし、専門書には新しい知見がないのです。帰国してからは一般書を読むようになりました。

藤川　最新の内容はね、専門誌には出ません。一般書にあります。なぜなら、パラダイムが違うから受理されないのです。

秋田　まったくその通りです。

藤川　査読する人が理解できませんから、却下されます。もう専門書の時代は終わりました。真実を伝えたいと思う医者が本を書けばいいのです。

医学会を退会した理由

秋田　少し前に日本精神神経学会を退会されましたよね。よさそうなことは何でも真似しますので、私も5つほどの心理関係の学会をすべて退会しました。

藤川　私も学会や勉強会に意味を感じなくなりました。従来の考えが刷り込まれたままで、その考え方を変えるのは不可能ですから。それより患者さんを治したいという切実な思いがあり、頭が柔軟な一般の人を相手にして話を展開するほうに実りがあります。

秋田　医者の思考は、利権にからめとられた製薬会社パラダイムです。それが医学教育にも影響して、医学部では本当のことは教えられない。90年代の始めくらいからこうした流れが続いています。医学教育に期待するのは無理ではないかという気がします。

藤川　無理でしょうね。

秋田　私は心理療法の専門家ですから、手間をかけてカウンセリングをするということの効果は否定していません。ただ、いかんせん、時間がかかるのです。

藤川　森田療法あたりは、やはり効果があるとは思いますよ。あと、昔は内観療法もしたことがあります。

秋田　そうですか、内観療法はすばらしいのですが、こちらもやはり時間がかかります。

藤川　確かに、手間がかかります。

秋田　それと、いい心理療法はいくつもあります。しかし、いいセラピストが本当に一握りなのです。カウンセリングにしろ、森田療法にしろ、内観療法にしろ、ユング派心理療法にしろ、精神分析にしろ、それぞれの小さな山を極めておられる人がいて、それなりの成果はあるのです。ただ、やはり栄養に着目しないで心理療法だけをしても効果は限定的だと痛感しています。

分子栄養学のこれから

秋田　とにもかくにも、日本人の精神性もどんどんと衰えています。戦後教育の影響もあると個人的には思っていますが、藤川分子栄養学をやって体から元気になってきたら、精神性もおのずと高まってくると思います。勉強する力も増してくると思いますし。だから藤川分子栄養学のこれからの果たすべき役割というのは、本当に大きなものがあると期待しています。

プロテインファーストの会をご提案されていましたが、給食にプロテインを出すとか、女子生徒には鉄サプリを国策で支給するとか、徹底して広げていかないといけないと思いますね。

藤川先生は毎日発信されて、存在自体が宣伝になっています。ですから、私のような医者がどれだけ援護射撃できるかということが課題になると思います。

森田療法の森田正馬先生は歴史に残りました。藤川徳美先生のお名前が歴史に残らないということになってはいけません。これがどれだけすごいかということを世間が、そして医学会がちゃんと認識をしないといけない。それぐらいの力のある治療法を先生は確立しておられます。

藤川　わたしはひたすら〝日々発見〟です。

秋田　さすが！　生き方からにじみ出る重みのあるお言葉、身の引き締まる思いです。我々の年代になると、そんな気力は残っていない人がほとんどで、今まで勉強したものでなんと

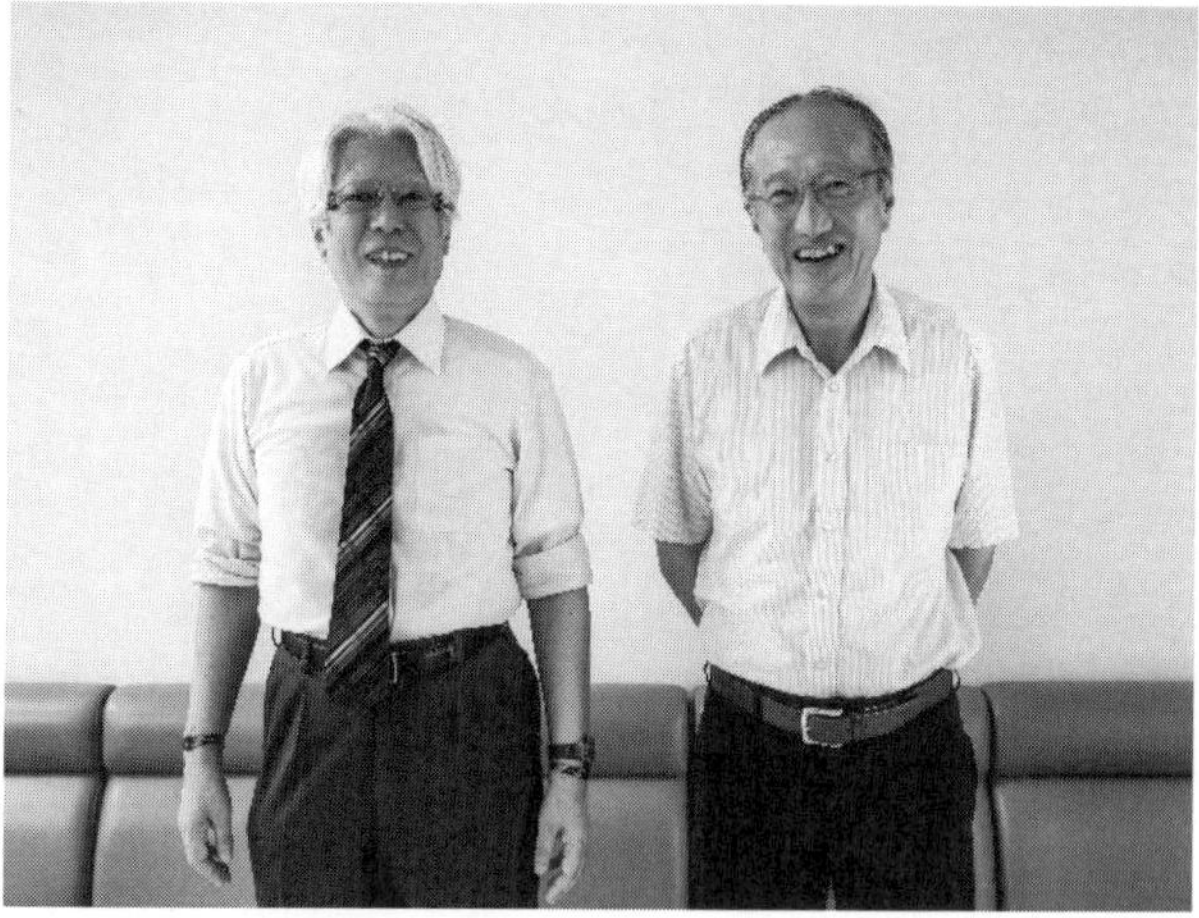

か逃げ切ったらいいと思っている人が多いでしょう。それこそ60歳を過ぎても既存のパラダイムにとらわれない、覚悟ある生き方のあらわれです。

藤川　お互いにがんばりましょう。

秋田　今日はありがとうございました。心より感謝申し上げます。

藤川徳美（ふじかわ・とくみ）
精神科医、医学博士。一九六〇年、広島県生まれ。一九八四年、広島大学医学部卒業。広島大学医学部附属病院精神神経科、県立広島病院精神神経科、国立病院機構賀茂精神医療センターなどに勤務。二〇〇八年に「ふじかわ心療内科クリニック」（広島県廿日市市）を開院。著書に『うつ・パニックは「鉄」不足が原因だった』（光文社新書）、『うつ消しごはん　タンパク質と鉄をたっぷり摂れば心と体はみるみる軽くなる！』『お金をかけないアンチエイジング！若さを保つ栄養メソッド』（以上、方丈社）などがある。

おわりに

ある日、ＰＨＰ研究所の編集者からメールをいただいた。『60歳うつ』というタイトルで、本を書いてもらえないかというご依頼。私は本や論文を書くのが嫌いではなく、というか大好きなので、お引き受けしたいのはやまやまだったが、この度はタイトルが編集者によって決められている。私はテーマを含めて、自分で一から作り上げたいタイプなので迷ったが、まずはお会いしてみることにした。

滋賀県大津市にあるメンタルクリニック オータムに、東京から早々にお越しくださった。すると、分子栄養学について書いてほしいとのこと。

現在の標準的精神医療やカウンセリングからは、およそ想像ができないほどの力を持った分子栄養学、なかでも藤川徳美先生のメソッドを広く世に知らしめたいとの思いを強く持っていたため、これは天の声と思い、あっさり引き受けてしまった。

本書で、藤川分子栄養学の魅力はある程度、伝え得たと思う。それだけでなく、私の新たなる可能性をも今回の仕事では引き出されることとなった。

Disfigured Hero概念は、私の思想の中核の一つを為すもので、生涯かけてこの概念をより成熟したものへと発展させていきたいと思っていた。

「老い」を「傷」とみる視点は、これまでの私にはなかった。それが、今回のテーマに刺激を受けて思いついた。しかも、この「傷」は日々深くなる「傷」。「老い」の前では、人は敗北が運命づけられている（結局、死に至ってしまうから）が、Disfigured Hero元型が与えられた時、突如、敗北のなかからよみがえる。

「老い」という「傷」を魅力にまで高める力を、Disfigured Hero元型は備えている。この認識を新たにもたらしてくださった、編集者らからの刺激に深く感謝したい。

『60歳うつ』のタイトルをいただいた時、藤川分子栄養学でそれが乗り越えられるとするシンプルな本になるだろうな、と思った。それはそれでよいと、また、思った。

なにしろ、現状の精神科治療は悲惨である。

悲惨極まりない。そこに、藤川分子栄養学の光を当てることは、極めて重要な仕事である。その仕事の場を与えていただいたのみならず、書いたように、私の個性化にも編集者は寄与してくださった。おまけに、藤川徳美先生と対談する機会まで与えてくださった。

西行法師ではないが、「かたじけなさに 涙こぼるる」。この度の数々のご縁をお与えいただいた天に対して深く感謝したい。

PHP研究所の堀井紀公子さん、ご協力いただいた林口ユキさん、ご自分の勉強にはならないであろうに、お時間を割いてくださった藤川徳美先生、まことに公の精神の方である。心より感謝申し上げたい。本当にありがとうございました。

そして、最後になるが、日々私を支え、励まし、ののしり、たまに褒めてくれる妻にも感謝しておく。

2023年1月

秋田 巌

編集協力——林口ユキ
撮　影——松尾 純

PHP新書
PHP INTERFACE
https://www.php.co.jp/

秋田 巌［あきた・いわお］

1957年、高知県生まれ。精神科医・医学博士。ユング派分析家。2004年、河合隼雄賞(日本箱庭療法学会)受賞。メンタルクリニック オータム院長。

1985年、高知医科大学卒業後、1993年からチューリッヒ・ユング研究所に留学、1996年、卒業。1997年より京都文教大学臨床心理学科で臨床・研究を行ない、2019年にクリニック開業。

著書に『さまよえる狂気:精神学からの提言』(創元社)、『人はなぜ傷つくのか』(講談社選書メチエ)、『写楽の深層』(NHKブックス)、『うつの人の風呂の入り方：精神科医からの「自分で治すための」46提案』(晃洋書房)などがある。

60歳うつ（PHP新書 1341）

二〇二三年三月一日 第一版第一刷

著者――秋田 巌
発行者――永田貴之
発行所――株式会社PHP研究所
東京本部――〒135-8137 江東区豊洲5-6-52
ビジネス・教養出版部 ☎03-3520-9615(編集)
普及部 ☎03-3520-9630(販売)
京都本部――〒601-8411 京都市南区西九条北ノ内町11
組版――有限会社メディアネット
装幀者――芦澤泰偉＋児崎雅淑
印刷所――大日本印刷株式会社
製本所――東京美術紙工協業組合

ISBN978-4-569-85392-5

PHP新書刊行にあたって

「繁栄を通じて平和と幸福を」(PEACE and HAPPINESS through PROSPERITY)の願いのもと、PHP研究所が創設されて今年で五十周年を迎えます。その歩みは、日本人が先の戦争を乗り越え、並々ならぬ努力を続けて、今日の繁栄を築き上げてきた軌跡に重なります。

しかし、平和で豊かな生活を手にした現在、多くの日本人は、自分が何のために生きているのか、どのように生きていきたいのかを、見失いつつあるように思われます。そして、その間にも、日本国内や世界のみならず地球規模での大きな変化が日々生起し、解決すべき問題となって私たちのもとに押し寄せてきます。

このような時代に人生の確かな価値を見出し、生きる喜びに満ちあふれた社会を実現するために、いま何が求められているのでしょうか。それは、先達が培ってきた知恵を紡ぎ直すこと、その上で自分たち一人一人がおかれた現実と進むべき未来について丹念に考えていくこと以外にはありません。

その営みは、単なる知識に終わらない深い思索へ、そしてよく生きるための哲学への旅でもあります。弊所が創設五十周年を迎えましたのを機に、PHP新書を創刊し、この新たな旅を読者と共に歩んでいきたいと思っています。多くの読者の共感と支援を心よりお願いいたします。

一九九六年十月

PHP研究所

PHP新書

［心理・精神医学］

103 生きていくことの意味 諸富祥彦
304 パーソナリティ障害 岡田尊司
364 子どもの「心の病」を知る 岡田尊司
381 言いたいことが言えない人 加藤諦三
453 だれにでも「いい顔」をしてしまう人 加藤諦三
862 働く人のための精神医学 岡田尊司
895 他人を攻撃せずにはいられない人 片田珠美
910 がんばっているのに愛されない人 加藤諦三
952 プライドが高くて迷惑な人 片田珠美
953 なぜ皮膚はかゆくなるのか 菊池 新
956 最新版「うつ」を治す 大野 裕
977 悩まずにはいられない人 加藤諦三
1063 すぐ感情的になる人 片田珠美
1091 「損」を恐れるから失敗する 和田秀樹
1094 子どものための発達トレーニング 岡田尊司
1131 愛とためらいの哲学 岸見一郎
1195 子どもを攻撃せずにはいられない親 片田珠美
1205 どんなことからも立ち直れる人 加藤諦三
1214 改訂版 社会的ひきこもり 斎藤 環
1224 メンヘラの精神構造 加藤諦三
1275 平気で他人をいじめる大人たち 見波利幸
1278 心の免疫力 加藤諦三
1293 不安をしずめる心理学 加藤諦三
1317 パワハラ依存症 加藤諦三
1333 絶望から抜け出す心理学 加藤諦三

［医療・健康］

499 空腹力 石原結實
801 老けたくなければファーストフードを食べるな 山岸昌一
912 薬は5種類まで 秋下雅弘
926 抗がん剤が効く人、効かない人 長尾和宏
947 まさか発達障害だったなんて
星野仁彦／さかもと未明
1007 腸に悪い14の習慣 松生恒夫
1013 東大病院を辞めたから言える「がん」の話 大場 大
1047 人間にとって健康とは何か 斎藤 環
1053 iPS細胞が医療をここまで変える
山中伸弥［監修］／京都大学iPS細胞研究所［著］
1056 なぜ水素で細胞から若返るのか 辻 直樹
1139 日本一の長寿県と世界一の長寿村の腸にいい食事 松生恒夫

1143 本当に怖いキラーストレス　茅野 分
1156 素敵なご臨終　廣橋 猛
1173 スタンフォード大学教授が教える 熟睡の習慣　西野精治
1200 老化って言うな！　平松 類
1240 名医が実践する「疲れない」健康法　小林弘幸
1244 腰痛難民　池谷敏郎
1285 健康の9割は腸内環境で決まる　松生恒夫
1314 医療貧国ニッポン　奥 真也

［人生・エッセイ］

377 上品な人、下品な人　山﨑武也
742 みっともない老い方　川北義則
827 直感力　羽生善治
938 東大卒プロゲーマー　ときど
1067 実践・快老生活　渡部昇一
1112 95歳まで生きるのは幸せですか？　池上 彰／瀬戸内寂聴
1132 半分生きて、半分死んでいる　養老孟司
1134 逃げる力　百田尚樹
1147 会社人生、五十路の壁　江上 剛
1148 なにもできない夫が、妻を亡くしたら　野村克也
1158 プロ弁護士の「勝つ技法」　矢部正秋
1179 なぜ論語は「善」なのに、儒教は「悪」なのか　石 平
1211 保険ぎらい　荻原博子
1301 病院に行かない生き方　池田清彦
1310 老いの品格　和田秀樹
1313 孤独を生きる　齋藤 孝
1320 おっさん社会が生きづらい　小島慶子

［社会・教育］

418 女性の品格　坂東眞理子
495 親の品格　坂東眞理子
504 生活保護vsワーキングプア　大山典宏
522 プロ法律家のクレーマー対応術　横山雅文
586 理系バカと文系バカ　竹内 薫［著］／嵯峨野功一［構成］
618 世界一幸福な国デンマークの暮らし方　千葉忠夫
621 コミュニケーション力を引き出す　平田オリザ／蓮行
629 テレビは見てはいけない　苫米地英人
854 女子校力　杉浦由美子
869 若者の取扱説明書　齋藤 孝
888 日本人はいつ日本が好きになったのか　竹田恒泰
987 量子コンピューターが本当にすごい　竹内 薫／丸山篤史［構成］
994 文系の壁　養老孟司

1022 社会を変えたい人のためのソーシャルビジネス入門　駒崎弘樹
1025 人類と地球の大問題　丹羽宇一郎
1032 なぜ疑似科学が社会を動かすのか　石川幹人
1040 世界のエリートなら誰でも知っているお洒落の本質　干場義雅
1059 広島大学は世界トップ100に入れるのか　山下柚実
1073 「やさしさ」過剰社会　榎本博明
1079 超ソロ社会　荒川和久
1087 羽田空港のひみつ　秋本俊二
1093 震災が起きた後で死なないために　野口 健
1106 御社の働き方改革、ここが間違ってます!　白河桃子
1125 『週刊文春』と『週刊新潮』闘うメディアの全内幕　花田紀凱／門田隆将
1128 男性という孤独な存在　橘木俊詔
1140 「情の力」で勝つ日本　日下公人
1144 未来を読む　ジャレド・ダイアモンドほか［著］　大野和基［インタビュー・編］
1146 「都市の正義」が地方を壊す　山下祐介
1149 世界の路地裏を歩いて見つけた「憧れのニッポン」　早坂 隆
1150 いじめを生む教室　荻上チキ
1151 オウム真理教事件とは何だったのか?　一橋文哉
1154 孤独の達人　諸富祥彦
1161 貧困を救えない国 日本　阿部彩／鈴木大介
1164 ユーチューバーが消滅する未来　岡田斗司夫
1183 本当に頭のいい子を育てる 世界標準の勉強法　茂木健一郎
1190 なぜ共働きも専業もしんどいのか　中野円佳
1201 未完の資本主義　ポール・クルーグマンほか［著］／大野和基［インタビュー・編］
1202 トイレは世界を救う　ジャック・シム［著］／近藤奈香［訳］
1219 本屋を守れ　藤原正彦
1223 教師崩壊　妹尾昌俊
1229 大分断　エマニュエル・トッド［著］／大野 舞［訳］
1231 未来を見る力　河合雅司
1233 男性の育休　小室淑恵／天野 妙
1234 AIの壁　養老孟司
1239 社会保障と財政の危機　鈴木 亘
1242 食料危機　井出留美
1247 日本の盲点　開沼 博
1249 働かないおじさんが御社をダメにする　白河桃子
1252 データ立国論　宮田裕章
1262 教師と学校の失敗学　妹尾昌俊
1263 同調圧力の正体　太田 肇
1264 子どもの発達格差　森口佑介

1271 自由の奪還　アンデシュ・ハンセンほか［著］／大野和基［インタビュー・編］
1277 転形期の世界　Voice編集部［編］
1280 東アジアが変える未来　Voice編集部［編］
1281 5000日後の世界　ケヴィン・ケリー［著］／大野和基［インタビュー・編］／服部桂［訳］
1286 人類が進化する未来　ジェニファー・ダウドナほか［著］／大野和基［インタビュー・編］
1290 近代の終わり　ブライアン・レヴィンほか［著］／大野和基［インタビュー・編］
1291 日本のふしぎな夫婦同姓　中井治郎
1298 子どもが心配　養老孟司
1303 ウイルス学者の責任　宮沢孝幸
1307 過剰可視化社会　與那覇潤
1315 男が心配　奥田祥子
1321 奇跡の社会科学　中野剛志
1326 ネイチャー資本主義　夫馬賢治
1328 「立方体が描けない子」の学力を伸ばす　宮口幸治
1331 何もしないほうが得な日本　太田　肇
1334 指導者《リーダー》の不条理　菊澤研宗
1336 虐待したことを否定する親たち　宮口智恵

［文学・芸術］

497 すべては音楽から生まれる　茂木健一郎
905 美　福原義春
916 乙女の絵画案内　和田彩花
951 棒を振る人生　佐渡　裕
1009 アートは資本主義の行方を予言する　山本豊津
1021 至高の音楽　百田尚樹
1103 倍賞千恵子の現場　倍賞千恵子
1126 大量生産品のデザイン論　佐藤　卓
1145 美貌のひと　中野京子
1165 《受胎告知》絵画でみるマリア信仰　高階秀爾
1191 名画という迷宮　木村泰司
1221 太宰を読んだ人が迷い込む場所　齋藤　孝
1253 若冲のひみつ　山口　桂
1270 美貌のひと2　中野京子
1284 天才論　立川談志の凄み　立川談慶
1288 ウルトラマンの伝言　倉山　満
1305 てんまる　山口謠司
1324 落語の凄さ　橘　蓮二
1330 忘れる読書　落合陽一